KB212496

체크인
JaPaN
일 본
간호사

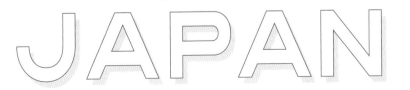

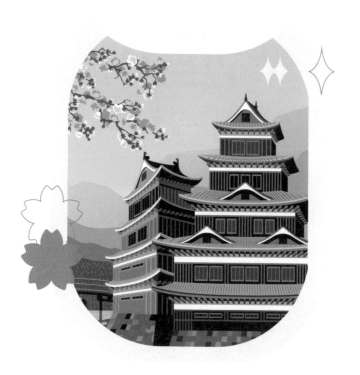

첫걸음을 떼려는 당신에게

"선아야, 너도 네 이야기로 책 써 봐! 진짜 재밌을 거 같아!"

한 달 뒤에 자신이 쓴 도쿄 여행 에세이를 출간하는 언니가 내게 말했다. 번역 아카데미에서 만난 친한 언니다. 이 무렵에 나는 일본어 출판 번역가로 활동하고 있었다. 그런데 이미 한국으로 귀국한 내가 일본 간호사의 이야기를 꺼내는 날이 오리라고는 생각지 못했다.

언니의 말을 듣고 곰곰이 생각에 잠겼다. '내 이야기를 궁금해하는 사람이 있다고?' 미국 간호사가 되려는 간호사는 많았지만, 일본 간호사가 되려는 간호사는 적었다. 미국 간호사 되기 열풍은 내가 간호 학생일 때도 뜨거웠다. 졸업하기 전에 미국 간호사를 준비하는 사람이 있을 정도였으니 말이다. 언니의 제안에 나는 "한번 생각해 볼게."라고 얼버무리며 대화를 끝냈다. 독서는 좋아했지만, 글쓰기는 영 내키지가 않았다. 내 글솜씨가 한참 부족하다는 사실 정도는 알고 있었고, 코로나19와 한일 관계 악화, 엔화 가치 하락이라는 상황에서 누가 일본 간호사가 되겠다고 하겠냐고 생각했다.

그러던 어느 날 우연히 한국 간호사 구직 사이트 커뮤니티에 적힌 글을 읽고 이 책을 쓰기로 결심했다.

"일본 간호사 정보 너무 없어요!"

"일본 간호사에 대해 아시는 분 안 계시나요?"

일본 병원 환경과 분위기, 외국인 간호사의 처우와 교육, 연봉 등 일본 간호사에 대해 알고 싶은 사람이 생각보다 많아서 놀랐다. 하지만 터무니없이 적은 정보에 모두 좌절하고 있었다. 인터넷에서 정보를 긁어모아도 부족하고 주위에 일본 간호사가 된 한국인도 만나기가 힘들다며 하소연하는 내용이었다. 일본 간호사에 대한 정보는 네이버 블로그에 적힌 몇몇 짧은 게시글이나 일본 간호사 취업 컨설팅 게시판에 적힌 옛날 글이 전부다. 그런 정보만을 가지고 일본 간호사를 꿈꾸기에는 다소 무리가 있는 것이 현실이다. 또한 한국에서 출간된 국제 간호사에 관한 책은 대부분 미국, 호주, 사우디아라비아, 유럽 등의 국가에서 일하는 간호사의 이야기가 많은데 일본 간호사의 이야기를 담은 책은 찾아볼 수가 없다.

일본 병원 임상에서 근무하는 간호사의 생생한 현장 이야기를 들어 보는 것도 하늘의 별 따기만큼 힘든 상황이다. 오랫동안 고민한 끝에, 8년 동안 일본 의료의 중심에서 활약한 내 경험이 독자에게 도움이 될 거라고 확신했다. 정보가 필요한 사람에게 도움이 되는 정보를 제공하고, 선뜻 해외 간호사에 도전하지 못하는 사람에게 용기와 희망을 불어넣어 주고 싶었다. 그래서 병원 외의 이야기는 최소로 담고 간호사의 이야기를 최대로 담았다.

　제1장에서는 일본 라이프를 꿈꾸게 된 계기와 한국을 떠나는 날까지의 이야기를 담았고, 제2장에서는 간호조수로 근무하면서 겪은 이야기와 일본 간호사 국가시험을 준비하는 이야기를 담았다. 제3장에서는 신규 간호사가 되고 여러 병동에 다니며 울고 웃었던 이야기를, 제4장에서는 우여곡절 끝에 응급의료센터 간호사가 되고 선배와 동기와 함께 고난을 극복해 나갔던 이야기를 담았다. 제5장에서는 종합병원을 그만둔 이유를 설명하고 마지막 동기와 행복한 시간을 보낸 이야기를 담았으며, 제6장에서는 마음의 여유를 찾고자 섬으로 이사하면서 소아과로 취직하게 된 이야기를 담았다. 마지막으로 부록에는 일본 간호사 연봉이나 기본급, 상여금, 간호 체제, 근무 체제, 이직률 등 일본 간호사에 대한 최신 정보까지 알기 쉽게 정리해 보았다.

　한국에서 간호과를 졸업한 뒤 일본에서 간호조수를 거쳐 어엿한 응급실 간호사가 되기까지의 성장 과정을 최대한 솔직하고 생생하게 서술하려고 노력했다. 이 책을 읽고 간호사와 간호 학생이 용기를 얻어 한국을 넘어 더 큰 무대에서 자신의 기량을 펼쳤으면 하는 마음이다.

저자 이선아

추천의 글

'일본 간호사, 낯설고 무섭기만 한가?'

자, 여기 당신의 두려움을 해결해 줄 책 한 권이 있다. 일본 의료 현장의 생생한 이야기와 일본 간호사 최신 정보, 현재 일본에서 활약하는 한국인 간호사의 조언까지 담았다. 저자의 8년간의 여정과 목소리가 녹아 있는 책이다. 분명 일본 간호사를 꿈꾸는 이들에게 격려가 되고 힘이 될 것이다.

-계은수, 일본 우지도쿠슈카이병원 중환자실 간호사

새로운 도전을 시작하려는 예비 일본 간호사, 도전을 꿈꾸는 간호 학생뿐만 아니라 일본 간호사가 생소한 일반인까지도 도움이 될 책이다. 이 책이 열정 가득한 이들에게 좋은 길라잡이가 될 수 있기를 바란다. 나도 할 수 있을까 주저하는 이에게 용기를 북돋아 주었으면 좋겠다.

-김현정, 일본 우지도쿠슈카이병원 수술실 간호사

목 차

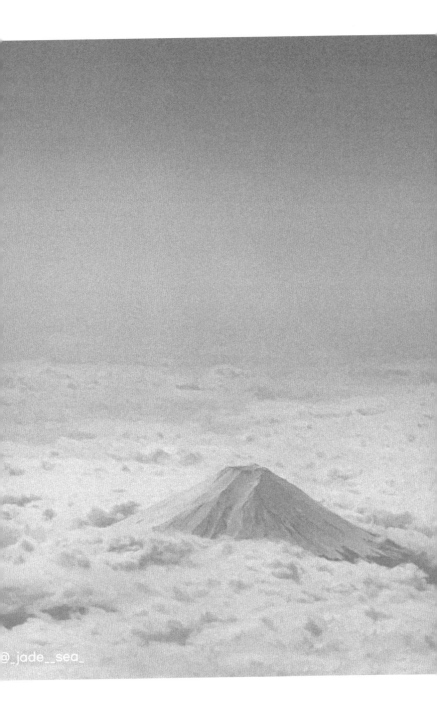
@_jade__sea_

1장

심상사성,

일본 간호사를
꿈꾸는
간호 학생

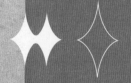

도쿄 어학연수

중학교 3학년 여름, 우연히 책장에서 아빠의 허름한 일본어 첫걸음 교재를 발견했다. 단순한 호기심에 책을 요리조리 훑어보다가 앙증맞게 생긴 히라가나가 눈에 들어왔다. 곧장 히라가나 '아이우에오'부터 따라 쓰기 시작하면서 그때부터 일본어는 내 인생의 일부분이 되었다. 한시도 일본어를 손에서 놓지 않았던 나는 일본어를 전공하고 싶었으나 집안의 반대로 결국 간호를 전공하게 되었다. 일본어를 전공하지 못해 불만은 많았지만, 간호사도 제법 매력적인 직업이었다. 전문직이라고 나름의 자부심을 느끼며 대학 생활을 즐겼다.

대학교에 입학하고 얼마 되지 않아 캠퍼스를 걷다가 우연히 GLP(Global Leadership Program)에 참가할 학생을 모집한다는 현수막을 보았다. GLP는 글로벌 학습 역량 강화와 글로벌 리더 자질 함양을 위한 프로그램으로서 7~8개월간 학교에서 일본어를 배우고 일본어 시험과 최종 면접에 합격하면 전액 무료로 한 달간 어학연수를 보내주는 교내 어학교육이었다. 전공 제한은 없고, 재학생 중 이 프로그램에 중도 포기 없이 성실하게 참여할 학생이면 누구나 신청할 수 있었다. 일본어도 배우고 어학연수까지 갈 수 있는 절호의 기회였다. 대학교에 입학하기 전에 미리 JLPT 2급을 따 놓기를 잘했다고 생각했다. 취미로 혼자서 공부하면서 땄는데 여기에서 사용하게 될 줄은 꿈에도 몰랐다. 기회는 준비된 자에게 온다더니 역시 옛말에 틀린 건 하나도 없었다.

JLPT(Japanese-Language Proficiency Test, 일본어능력시험)는 국제교류기금과 일본국제교육지원협회에서 주최하는데, 외국인의 일본어 능력을 객관적으로 측정해 공식적으로 인정하는 시험이다. 영어라면 TOEIC, 중국어라면 HSK와 같다고 볼 수 있는데, 한번 따 놓으면 취업할 때 유용하다. 예전에는 JLPT 1급부터 4급까지 있었는데, 2010년부터 N1~N5로 기준이 새롭게 바뀌었다.

곧바로 대학 홈페이지에 접속해 신청서와 개인 정보 수집 및 활용 동의서를 작성한 뒤 학과에 제출했다. 대학교에 입학하고부터 일본어 공부를 전혀 하지 않아서 탈락할까 봐 살짝 걱정했지만, 무사히 합격했다. JLPT 2~3급 수준이면 거뜬히 합격할 수 있다. 합격 통지를 받고 두근거리는 마음으로 GLP 첫 수업을 들으러 갔다. 교실에는 학생들이 열댓 명 정도 앉아 있었다. 모두 생판 처음 보는 사람이라 난 혼자서 제일 뒷자리에 앉았다. 강사는 첫 시간이니까 간단히 자기소개를 한 뒤에 수업을 하자고 했다. 차례대로 돌아가며 이름과 전공, 앞으로의 포부를 말했다. 간호학과 말고도 미용예술과, 치위생과, 제과제빵과, 사회복지학과 등 여러 전공 학생이 모였고 나이도 20대부터 30대까지 다양했다. 게다가 일본어 실력도 천차만별이었는데, 이미 JLPT 1급을 소지한 사람도 있었고 히라가나를 아예 모르는 사람도 있었다.

　GLP 수업은 기초 회화와 문화 특강으로 구성되었다. 일본 현지에서 활용할 수 있도록 기초 회화를 배우며 가끔 밖으로 나가 일본 문화를 접했다. 수업의 최종 목표는 도쿄 어학원에서 일본인과 대화하며 일본어를 배울 수 있도록 기본기를 다져주는 것이었다. 결론적으로 수업 내용은 정말 알찼다. 다양한 상황에 맞게 적절한 표현을 익혀 회화를 연습하는 수업도 좋았다. 특히 한국에 있는 국제학교에 방문해 일본인 학생들과 이야기를 나누는 문화 특강 수업이 가장 인상적이었다. 그해는 간호 전공 공부와 일본어 공부를 병행하며 정신없이 바쁘게 지냈다.

　동계방학에 들어가기 전에 최종 일본어 시험과 면접을 봤다. 시험 점수와 면접 점수를 합해서 점수가 높은 학생 순으로 합격시켰다. 나는 면접 결과도 좋았고 일본어 시험에서 성적이 크게 올라 당당히 도쿄 어학연수에 갈 기회를 얻었다. 나를 포함해 정확히 10명이 합격했다. 처음에 히라가나도 몰랐던 아이도 점수가 좋았는지 합격한 것을 볼 수 있었다.

　나는 해외여행이 처음이라 급하게 여권을 만들고 큰 캐리어를 샀다. 숙박비, 경비, 수업비도 모두 학교에서 지급하고 연수 절차도 학교에서 준비하니 딱히 우리가 할 일은 없었다. 여벌의 옷과 카메라, 용돈만 챙기고 나리타 국제공항으로 떠나는 비행기에 몸을 실었다.

　도쿄에 있는 어느 어학원에는 한국, 중국, 대만, 필리핀 유학생이 많았다. 유학생이 많은 유명한 어학원이라 그만큼 다채로운 프로그램을 체험할 수 있었다. 일본인 선생님의 일본어 회화 수업은 기본이고 일본 가정식 차리기, 가라아게 만들기, 기모노 입기, 다도 체험하기 등으로 다양하게 일본 문화를 맛보았기 때문인지 일본에 홀딱 반해 버렸다. 문화 체험뿐만 아니라 현장 수업도 다채로웠다. 현장 수업은 전공이 제과제빵, 미용, 미술, 영상인 연수생들을 위해 현지의 제빵 학원, 미용 학원, 미술 학원으로 견학하러 갔다. 그곳에서 일본인 학생들과 심도 있는 대화를 나누었다. 이처럼 일본인과 대화하는 기회가 많아지면서 회화에 대한 두려움이 점차 사라졌다.

우리는 공부도 관광도 후회 없이 즐겼다. 수업이 없는 주말에는 삼삼오오 모여 관광하러 다녔다. 한 달이라는 시간은 정말 짧지도 길지도 않았다. 오다이바, 신주쿠, 하라주쿠, 디즈니랜드, 도쿄타워, 아키하바라, 아사쿠사 등 시간을 쪼개고 쪼개서 도쿄 시내를 누볐다.

도쿄는 일본의 핵심 도시인 만큼 관광, 음식, 패션, 경제, 문화, 쇼핑 등이 모두 세계에서 앞서가는 곳이었다. 빠르게 변화하는 대도시였고, 먹을거리도 볼거리도 풍부했다. 도쿄 어학연수 덕분에 일본어 회화 실력이 눈에 띄게 좋아지고 일본이라는 나라가 더욱 좋아졌다. 이제 일본이라는 나라가 멀게 느껴지지 않았다.

그때 꿈이 하나 생겼다. 먼 훗날에 일본 간호사가 되어서 일본 병원에서 근무해 보고 싶다는 꿈. '일본 라이프, 할 만하다.', '간호사가 못 되어도 꼭 워킹홀리데이를 하러 오겠어!' 자신감을 얻은 나는 그날 이후로 머릿속이 온통 일본으로 가득했다. 마음속으로 일본 라이프를 꿈꾸고 설계했다. 언젠가 꿈이 이루어지길 바라고 바랐다.

내가 일본 간호사가 된다고?

도쿄 어학연수가 끝나고 한국으로 돌아와 2학년이 되자 지옥의 간호 실습이 시작되었다. 하루하루 실습과 과제에 매달리다 보니 일본어는 새까맣게 잊고 살았다. 솔직히 일본어를 공부할 여유가 없었다. 생각보다 간호 학생 생활이 험난하고 힘들었기 때문이다. 첫 간호 실습은 우리 집에서 1시간 반이나 걸리는 성남 어느 종합병원의 정형외과에서 했는데, 2주 동안 괴로운 나날을 보냈다. 2주가 두 달처럼 느껴질 정도였다. 병동의 무거운 분위기와 숨 막히는 수직 관계가 마음을 짓눌렀다.

실습 병동에 유난히 신규 간호사만 괴롭히는 간호사가 있었다. 조금만 실수하면 일부러 환자 앞에서 큰 소리로 혼을 냈고, 신규 간호사의 가족까지 들먹이며 부모님이 그렇게 가르쳤냐며 인신공격을 일삼는 모습을 보고 소름이 끼쳤다. 매일 울면서 죄송하다고 사과하는 신규 간호사 선생님을 보고 내 미래 같아서 두려웠다. 또 8시간 내내 물 한 모금도 못 마시고 죽어라 일만 하다가 병동 구석에서 몰래 초콜릿을 먹은 선생님을 본 적이 있다. 이게 한국 간호사의 비참하고 암담한 현실 같아서 우울했다.

실습이 끝나면 잠도 못 자고 실습 리포트를 썼고 학교에 가면 엉덩이에 땀나게 시험공부를 했다. 방대한 범위와 엄청난 공부량은 몇 년이 지나도 익숙해지지 않았다. 시험 기간에는 거의 잠을 잘 수 없으므로 평소에 시간을 쪼개서 공부했다. 하지만 마음 한구석에 내가 무사히 간호사가 되어서 좋은 직장과 좋은 사람을 만나 잘 자리 잡을 수 있을지 하루에도 수십 번 고민했다. 우선 무사히 졸업하고 면허증만 따자는 심정으로 살았던 것 같다.

그러던 어느 날, 수업하는 도중에 교수님이 자신의 제자가 일본 병원 면접에 합격해서 조만간 일본으로 간다고 했다. 1층 간호 조교실 앞 게시판에 일본 간호사 취업 관련 포스터가 붙어 있으니 관심 있는 학생은 확인해 보라고 말씀하셨다. 바쁘고 괴로운 나날을 보내며 피곤함에 찌들어 있던 내 심장이 오랜만에 두근두근 뛰었다. 교수님의 한마디가 내 인생을 송두리째 바꿔 놓았다. 나는 수업이 끝나자마자 1층 조교실 게시판으로 쏜살같이 달려갔다.

'일본 간호사 채용 설명회'

'일본 병원에서 한국인 간호사를 뽑는다고?' 몸의 떨림이 멈추지 않았다. 설명회 대상자는 한마디로 일본 간호사에 관심 있는 간호 학생 또는 간호사라면 누구나 참여할 수 있고 일본어가 서툴러도 가능했다. 나는 곧장 설명회에 참가 신청을 했다.

채용 설명회에 참가하기 위해서는 일본 간호사 컨설팅 회사 관계자와 개별 사전 면담이 필요했다. 면담을 통해 채용 면접회에 참가할 자질이 있는지를 판단한다고 했다. 면담은 고속터미널역 근처에 있는 회사에서 진행되었다. 마침 서울에 있는 소아과 병원에서 실습하고 있어서 다행이었다. 실습을 끝내고 부랴부랴 사전 면담 장소로 향했다. 사전 면담은 가벼운 마음으로 임하려고 했으나 면담하는 분은 하필이면 일본인이었다. 도쿄 어학연수 이후 처음으로 일본인과 대화하게 된 것이다. 나사 풀린 고장 난 로봇처럼 "아, 아" 하며 말을 더듬었다. 미리 일본어로 지원 동기와 포부를 짧게 준비했는데도 쉽지 않았다. 처참했지만, 그저 최선을 다하자는 마음뿐이었다. 전쟁 같았던 면담을 마치고 얼마 뒤에 채용 설명회에 참가할 수 있다는 연락이 왔다. 일본어로 완벽하게 말하지는 못했지만 내 간절함은 통한 모양인지 채용 설명회에 갈 기회를 얻었다. 채용 설명회 날에 채용 면접까지 진행한다고 해서 면접 준비에 박차를 가했다.

일본어가 안 돼도 침착하게

    채용 설명회는 서울에 있는 어느 병원에서 이루어졌다. 까다롭지 않은 참가 조건에 나는 수월하게 채용 설명회까지 올 수 있었다. 나 이외에도 많은 지원자가 앉아 있었다. 간호 학생부터 중년 간호사까지 연차는 다양했다. 성별, 연차, 일본어 실력과 관계없이 오직 일본을 좋아하는 간호사와 간호 학생이 모였다. 뜻이 맞는 동료가 많아서 기뻤지만, 한편으로는 경쟁자이기에 긴장되었다. 그때 당시 내 일본어 실력은 JLPT 2급으로 간단한 회화 정도는 가능했지만, 일본어 회화 수준은 엉망이었다. 회화를 유난히 어려워해 도쿄에 있는 어학원을 다니며 일본인 울렁증을 극복했다고 생각했는데 아니었다. 사실 채용 설명회에서 하게 되는 면접은 일본어로 해도 되고 한국어로 해도 상관없었다. 일본어를 못 해도 통역사가 옆에서 통역해 준다고 했다. 그래도 죽이 되든 밥이 되든 직접 일본어로 내 절실함을 전하고 싶었기에 잠시 전공 공부는 제쳐 두고 면접 준비를 했다.

    면접을 준비하면서 교토 우지도쿠슈카이병원에 관한 사전 조사를 꼼꼼히 했다. 병원의 강점과 특징, 시설 등 면접관에게 언급하면 좋을 만한 것을 몇 가지 추려서 정리했다. 외국인으로서 완벽한 일본어를 구사하기보다는 말은 서툴러도 최대한 그 병원에 관심과 흥미를 갖고 있음을 어필하는 것이 더 중요할 것 같았다. 그리고 왜 일본 간호사가 되어야 하는지와 병원에 입사하면 간호사로서 어떤 역할을 하고 싶은지도 미리 생각해 두었다.

교토 우지도쿠슈카이병원 지원자 중 간호 학생은 나 하나뿐이었다. 그 사실을 알고 경력직 간호사 선생님 사이에서 조금 기죽어 있었다. '병원에서 경력직만 뽑으면 어떡하지…' 그런 근심과 걱정으로 머리가 어지러웠다.

각 병원의 간호부장님께서 직접 병원 소개 프레젠테이션을 하셨다. 일본은 고령화가 급속히 진행되는 가운데 간호사가 부족한 상황이라 일자리가 넘치며, 병동 분위기도 좋다는 말에 솔깃했다. 병원 소개가 끝나자 본격적으로 질의응답 시간이 시작됐다. 나는 가장 중요한 각 병원의 외국인 간호사 교육은 어떻게 진행할 것인지, 기숙사는 잘되어 있는지 등 외국인 간호사 처우에 관해 물었다. 이미 답변을 준비하셨는지 차근차근 알려 주셨다.

점심 식사를 마치고 드디어 면접이 시작되었다. 면접은 개별 면접이었고 간호부장님 세 분이 면접관으로 앞에 앉아 계셨다. 다른 간호사 선생님의 면접이 끝나고 마침내 내 차례가 왔다. 의자에 앉아 숨을 고르며 마음을 단단히 먹었다. '내 진심을 모두 보여 주자!'라고 다짐했다.

면접이 시작되고 나는 인사를 드리고 간단하게 자기소개를 했다. 식은 죽 먹기보다 더 쉬운 자기소개인데도 정말 떨렸다. 그러다가 간호부장님께서 내게 몇 가지 질문을 던지셨다. 왜 일본 간호사가 되고 싶은지, 국가시험 공부는 어떻게 할 것인지, 외롭고 힘들 때는 어떻게 극복할 것인지, 가족은 너의 선택에 찬성하는지 등이었다. 미처 답을 준비하지 못한 질문을 받자 머리가 하얘져서 말을 더듬고 한국말이 툭 튀어나왔다. 그런데도 간호부장님께서는 싫은 내색 없이 괜찮으니까 천천히 대답해 보라며 다독여 주셨다. 그 덕분에 긴장이 풀려 내 생각을 어필할 수 있었다. 나는 우지도쿠슈카이 병원의 자랑인 응급의료센터에 관심이 있고, 그곳에서 응급간호와 재해간호를 공부해 보고 싶다고 전했다. 간호부장님은 크게 웃으며 매우 기대된다고 말씀하셨다. 면접은 아주 편한 분위기에서 진행되었다. 텔레비전에서 본 그런 숨이 턱 막히는 분위기가 아니라서 내 진심을 전부 쏟아낼 수 있었다.

오전 10시에 시작한 채용 면접회는 오후 4시가 넘어서 끝이 났다. 같은 병원에 지원한 간호사 선생님과 인사를 나누고 밖으로 나왔다. 어느샌가 옷이 땀으로 젖어 있었다. 얼마나 긴장했던지 땀범벅이 된 것도 눈치채지 못했다. 그래도 내가 준비한 것을 모두 보여준 것 같아서 뿌듯했다.

한 달 뒤, 면접 결과는 합격이었다! 나중에 회사 관계자에게 물어봤는데 간호부장님께서 나를 꽤 마음에 들어 하셨다고 했다. 외국인이라서 넓은 아량을 베풀어 주신 걸까? 아니면 일본어를 잘 못해도 꿋꿋하게 면접에 임해서 좋게 봐주신 걸까? 한참 시간이 흐른 뒤에 간호부장님께 여쭈어보니 일본어가 서투른데도 침착하게 자기 생각을 이야기하는 내 모습을 보고 어디 가서든 열심히 잘할 것 같아서 뽑아 주셨다고 했다.

TIP 일본 병원 채용 면접회 예상 질문

- 내 성격은 어떤가?

- 내 성격의 장단점은 무엇인가?

- 취미는 무엇인가?

- (간호 학생이라면) 학교생활은 잘하고 있는가?

- (간호사라면) 병동에서 무슨 일을 하며 어떻게 지내는가?

- 몸 관리는 어떻게 하며 몸은 건강한가?

- 남자친구는 있는가?

- 결혼할 계획은 있는가?

- 가족은 당신이 일본에 가는 것을 어떻게 생각하는가?

- 부모님께서 반대하지는 않으신가?

- 일본을 왜 좋아하는가?

- 일본 음식은 뭘 좋아하는가?

- 왜 일본 간호사가 되고 싶은가?

- 일본 간호는 어떻게 생각하는가?

- 이 병원을 선택한 이유는 무엇인가?

- 어떤 병동에 가고 싶은가?

- 내정되면 얼마나 근무할 것인가?

- 병원에 취직하게 되면 더 이루고 싶은 것이 있는가?

- 일본 간호사 국가시험은 어떻게 준비할 것인가?

- 한국 병원이든 일본 병원이든 병원에 근무하면서 국가시험 공부는 어떻게
  할 것인가?

- 일본 국가시험을 보기 전에 마음이 바뀔 가능성은 있는가?

- 인간관계에서 스트레스를 받으면 어떻게 대처할 것인가?

- 스트레스를 받으면 누구와 상담할 것인가?

- 쉬는 날에는 주로 무엇을 하고 지내는가?

일본 병원으로 견학

　내가 도쿄가 아닌 교토에 있는 병원을 선택한 이유는 이러하다. 첫째, 응급의료센터가 유명하고 닥터 헬기가 곧 도입된다. 둘째, 그나마 경쟁이 덜 치열하다. 도쿄나 오사카 같은 대도시의 병원은 정말 기량이 뛰어난 간호사가 아니면 살아남지 못할 것 같았다. 그래서 결국 응급의료센터를 주역으로 내세우는 교토의 병원을 선택했다. 사실 그때만 해도 교토가 어떤 지역인지도 몰랐다. 도쿄, 오사카, 홋카이도와 같은 대도시만 알고 있었는데 이 면접을 계기로 알게 되었다.

　면접에 합격하고 몇 개월 뒤에 교토 우지도쿠슈카이병원에 견학하러 갔다. 견학 일정은 2박 3일로 병원에서 합격한 내정자를 모두 초대해 주었다. 나를 포함해 총 6명의 한국인 간호사가 합격했다. 간호 학생부터 십 년 차까지 일반 병동, 응급실, 수술실, 투석실 같은 다양한 병동의 선생님들이 합격했다. 모든 견학 준비는 일본 간호사 취업 컨설팅에서 해주었다. 숙박비, 식비와 항공료는 무료였다. 나는 정장과 편한 옷, 용돈, 여권만 간단히 챙겨 출발했다. 견학하러 간다고 했을 때 선생님들 사이에서 잘할 수 있을까 걱정했는데 허물없이 정말 편하게 대해 주셔서 견학하는 내내 즐거웠다.

교토는 처음인지라 사전에 조사를 열심히 했다. 세계문화유산이 무려 17곳이나 있는 대도시이며, 길거리에서도 사찰이나 신사를 볼 수 있어 걷다가 보면 과거와 현대가 뒤섞인 신비한 분위기를 느낄 수 있었다. 대표적인 교토 관광지는 기요미즈테라(청수사), 킨가쿠지(금각사), 덴류지(천룡사), 뵤도인(평등원) 등이 있으며, 명물로는 말차로 만든 디저트, 야쓰하시(쌀과 설탕, 계핏가루를 넣은 반죽에 앙금을 넣고 세모나게 빚은 교토 전통 과자), 유토후(다시마 육수에 끓여 먹는 두부) 등이 유명하다.

비행기에서 내리자마자 간사이공항에 마중 나온 병원 관계자의 통솔하에 일사불란하게 움직였다. 교토역 바로 맞은편에 있는 호텔에 짐을 풀고 잠깐 쉬다가 차를 타고 병원으로 향했다. 우지도쿠슈카이병원은 교토 우지시에 위치했고 병상 수는 400병상 정도로 교토에서 제법 규모가 큰 병원에 속했다. 하지만 병원을 지은 지 30년이 넘어 건물과 내부는 낡고 초라했다. 교토도 간사이 지방에서 나름 큰 도시에 속하지만, 병원이 있는 우지시는 정말 시골이었다. 한국에서는 보통 3차 병원이나 대학병원 같은 대형병원에서 실습하다 보니 넓고 휘황찬란한 병원이 익숙했다. 그때 당시 우지도쿠슈카이병원은 1990년대의 허름한 병원 같아서 드라마나 영화 세트장 같아 보였다.

건물은 허름해도 응급의료센터, 중환자실, 신생아집중치료실, 뇌신경외과, 심장센터 등 거의 모든 급성기 질환에 대응할 수 있는 의료 기술과 의료기기를 갖춘 병원이었다. 또한 게놈 의료, 종양학과 같은 고도의 선진 의료에도 힘을 쏟았다. 병원 관계자와 함께 우리는 병원 구석구석을 다녔다.

가장 위층에 있는 투석실부터 일반 병동, 중환자실, 신생아집중치료실, 마지막으로 응급의료센터 병동과 응급실까지 둘러보았다. 공교롭게도 때마침 응급실에 환자가 많아서 자세히 보지는 못했으나 응급 진료 체계는 탄탄하게 잡혀 있는 듯했다. 혼란스러운 가운데서도 모두가 일사불란하게 착착 움직였다.

견학이 끝나고 병원 식당에서 간호부장님과 점심을 먹었다. 직원들 사이에서 밥과 국을 푸고 메인 음식과 반찬 하나를 골라 식탁에 앉았다. 한 끼 가격은 250엔이었다. 가격도 저렴했고 메뉴가 다양했다. 메뉴는 크게 튀김, 면, 덮밥, 조림, 카레가 있어 골라 먹는 재미가 있었다. 식사를 마치고 병원 인근에 있는 기숙사를 보러 갔다. 겉보기에는 일반 맨션이었는데 주민은 모두 병원 간호사였다. 층마다 방 구조와 방 크기도 달랐고 방에 따라 월세도 달랐다. 가장 흔한 1K(방1, 부엌) 방을 둘러보았다. 혼자 살기에 좁지도 넓지도 않았고 에어컨과 큰 옷장이 기본으로 붙어 있어서 만족스러웠다. 가장 인상 깊었던 점은 욕실과 화장실이 따로 있다는 점이었다. 한국인으로서는 조금 신기했다.

다음 날 간호부장님, 원무부장님과 함께 우지시를 관광했다. 우지시에서 가장 오래되고 유명한 말차 디저트 카페에서 말차 아이스크림을 먹은 뒤에 기요미즈테라와 킨카쿠지를 관광했다. 그날 추적추적 비까지 내렸는데 싫은 내색 없이 정성껏 안내해 주셔서 감사했다. 비가 내려도 신난 나와 선생님들은 관광지에서 웃고 떠들며 정신없이 사진을 찍었다.

해가 뉘엿뉘엿 진 뒤에 호텔로 돌아왔다. 잠깐 쉬다가 간호부장님과 간호과장님, 수선생님 몇 분과 근사한 호텔 레스토랑에서 저녁 식사를 했다. 나중에 같은 병동에서 일할지도 모르니 얼굴도장을 꽝 찍고 싶어서 "외국어가 서툴러도 괜찮을까요?", "병동은 엄청 바쁜가요?" 등 다양한 질문을 던졌다. 덧붙여 응급의료센터 수선생님께 간호사가 돼서 꼭 응급의료센터에 가겠다고 호언장담까지 했다. 수선생님은 내가 귀여워 보였는지 언제든지 환영이라고 말씀하셨다.

견학을 통해 얼른 일본 간호사가 되고 싶다는 의욕이 충천됐다. 매우 좋은 자극이 되었고 그제서야 막연했던 꿈이 더욱 뚜렷해졌다.

TIP 일본 간호사 기숙사는 어떨까?

간호사 기숙사는 크게 병원이 부동산업자에게서 맨션과 아파트를 빌리는 임대형과 병원 부지 내 또는 병원 근처에 기숙사를 설치하는 병원 소유형이 있다. 그 밖에 여성만 들어갈 수 있는 여성 기숙사와 편모 가정 혹은 미혼모 간호사만 들어갈 수 있는 기숙사도 있다고 한다. 큰 병원일수록 다양한 맨션과 계약하고 있으므로 여러 맨션을 돌아다니며 선호하는 맨션을 고를 수 있다.

냉장고, 전자레인지, 에어컨, 전기밥솥 등 풀옵션으로 갖춰진 기숙사도 있고, 천장 조명부터 달아야 하는 기숙사가 있는데 외국인 간호사에게는 풀옵션이 좋다. 가전제품이나 가구를 사려면 돈도 많이 들고, 신경 써야 할 게 한둘이 아니라 골치 아프므로 어느 정도 돈을 모으고 자리 잡은 뒤에 갖춰도 늦지 않는다. 다른 기숙사로 이사하고 싶으면 기숙사 담당자와 상담하면 된다.

간호사 기숙사의 월세는 대략 1~3만 엔 정도로, 보통 임대 주택보다 훨씬 저렴한 편이다. 방의 종류는 원룸뿐만 아니라 1K(방1, 부엌), 1DK(방1, 다이닝, 부엌), 1LDK(거실, 방1, 다이닝, 부엌)까지 아주 다양하다. 넓을수록 월세는 비싸지므로 자신의 급여 수준에 맞는 집을 고르는 게 좋다.

안녕, 한국

대학교 3학년, 졸업반이 되고부터 국가시험 공부의 압박에 허덕이기 시작했다. 학교에서는 국가시험 대비를 위해 정기적으로 모의고사를 보게 했고 엄청난 공부량에 정신을 차리지 못하는 나날이 이어졌다. 내년에 일본 후생노동성에서 간호사 국가시험 자격인정심사를 받고, 내후년 2월에 일본 간호사 국가시험을 치를 생각이었으므로 JLPT N1까지 취득해야 했다. JLPT 시험은 12월이었고 간호사 국가시험은 1월이었다. JLPT 시험과 간호사 국가시험 두 가지 공부를 병행하며 정말 쌍코피가 터질 정도로 공부했다. 일본어 공부 3시간, 국가시험 공부 5시간, 하루에 총 8~9시간을 도서관에 머물며 준비했다.

사실 국가시험 모의고사 성적은 항상 중상위권으로 안정권이라 심적 부담이 덜했다. 이대로 꾸준히 공부하면 떨어질 일은 절대 없을 성적이었다. 그러나 JLPT 모의고사 성적은 합격과 불합격을 반복했다. 한자와 어휘, 문법은 만점이었으나 청해와 독해가 늘 반타작이었다. 그래서 속이 시커멓게 타다 못해 가루가 되었다. 이대로는 떨어질 것 같아서 JLPT 시험일의 한 달 전부터 청해와 독해만 팠다. 특히 독해는 다양한 출판사의 문제집을 풀며 공부했다. '평소에 좀 일본어 신문이나 책을 많이 읽을걸.' 하며 땅을 치고 후회했다.

엉덩이에 욕창이라도 생길 듯이 공부한 결과, 다행히도 JLPT도 간호사 국가시험도 모두 합격했다(JLPT는 2점 차이로 아슬아슬하게 합격했다). 내 인생에서 두 번 다시 없을 정도로 많이 공부했고, 좋은 결과로 정말 뿌듯하고 기뻤다. 노력의 열매를 맺은 기념할 만한 날이었다.

무사히 간호과를 졸업한 뒤 아르바이트를 하면서 차곡차곡 돈을 모았다. 모은 돈은 일본 생활에 보태려고 열심히 일했다. 그리고 주말에는 일본어 회화 학원에 다니며 일본어 말문이 트이게 하려고 노력했다. 아르바이트와 학원을 왔다 갔다 하는 날이 계속되던 어느 날, 컨설팅 회사에서 내게 언제 출국하고 싶은지 물었다. 한국에서 일본 간호사 면허증을 따고 나서 출국해도 괜찮았고, 일본 병원에서 일하며 일본 간호사 면허증을 따겠다고 남보다 빨리 출국해도 괜찮았다. 출국하는 시기는 내 사정에 맞춰 정하면 되는 것이었다. 나는 간호조수(우리나라의 간호보조원에 해당한다)로 일하면서 국가시험을 준비하고 싶어서 서둘러 출국하고 싶다고 전했다.

그리고 며칠 뒤에 회사 측에서 연락이 왔다. 두 달 뒤에 출국 날짜가 잡혔다는 소식이었다. 출국 날짜가 확정되자마자 떠날 채비를 했다. 좋은 컨설팅 회사를 만난 덕분에 일은 일사천리로 진행되었다. 회사에서 내가 병원에 가서 바로 일할 수 있도록 모든 절차를 대신 처리해 주었고 심지어 기숙사까지 알아봐 주었다. 사실 내가 한 일이라고는 회사에서 요구한 서류를 떼고 기숙사를 어디로 할지 고른 정도다. 병원 견학까지 마친 상태라서 마음이 홀가분했다. 국제 택배로 보낼 짐과 가져갈 짐을 나누어서 캐리어에 짐을 싸고, 한두 달 동안 일하지 않고도 먹고살 만한 정도의 돈을 미리 환전했다.

2013년 7월, 교토로 떠나는 날이 오고야 말았다. 집을 나서며 반려견이랑 헤어질 때부터 우울했다. 그날 우리 가족은 인천공항에서 펑펑 울었다. 그날을 아직도 생생하게 기억한다. 엄마는 딸이 혼자서 외국에서 생활한다는 사실이 너무 걱정돼서 며칠 잠도 이루지 못하셨다. 떠나기 며칠 전부터 진짜 가는 거냐며, 나가면 고생한다고 다시 생각해 보라고 하셨지만, 엄마는 결국 내 고집을 꺾지 못했다. 들뜬 기분으로 여행을 즐기러 가는 수많은 인파 속에서 우리 가족은 슬프게 목 놓아 울었다. 가족과 헤어진 뒤에 입국 심사를 할 때도 비행기 좌석에 앉아 이륙할 때도 눈물이 멈추지 않았다. 딱 3년만 다녀온다고 가벼운 마음으로 떠날 생각이었는데 무거운 바위가 가슴을 짓누르는 듯했다.

교토에 가기 전에 도쿄에서 1박을 하며 머물렀다. 도쿄에 있는 후생노동성(우리나라의 보건복지부에 해당한다)에서 간호사 국가시험 자격인정심사를 받기 위해서였다. 외국 간호사 면허증으로는 일본 간호사가 될 수 없으므로 일본 간호사가 되려면 일본 간호사 면허증을 취득해야 한다. 외국인이 일본 간호사 국가시험 수험 자격을 얻으려면 간호사 국가시험 자격인정심사에 통과해야 하므로 한국 간호사 면허증과 JLPT N1 자격증, 각종 필요 서류를 꼼꼼하게 준비해서 가져갔다. 후생노동성 앞에서 만난 회사 관계자분과 함께 안으로 들어가 준비한 서류를 제출했다. 결과는 추후에 통지

되지만 심사는 별문제 없이 끝나서 한숨을 돌렸다. 모든 게 처음인지라 불안해하는 날 보며 관계자분은 느낌이 좋다며 괜찮을 거라고 응원해 주었다.

다음 날 도쿄에서 교토로 가는 비행기를 탔다. 교토에 도착한 뒤에 회사 관계자분과 합류해 간단히 밥을 먹고, 간호부장님을 만나러 병원으로 향했다. 나를 반갑게 맞아 주신 간호부장님의 얼굴을 아직도 잊지 못한다. 더운데 고생 많았다며 시원한 차를 대접해 주시는데 순간 눈물이 핑 돌았다. 내가 정말 일본에 왔다고 실감했다.

잠시 인사말을 나누다가 본격적으로 일 이야기를 꺼냈다. 8월부터 5층 뇌신경외과 병동에서 간호조수로 일하게 되며, 임금은 병원이 지정한 금액대로 지급할 것이라고 했다. 외국인이라도 일본인과 똑같이 지급하겠다는 말에 안심했다. 외국인이라 페널티를 적용할 줄 알았는데 쓸데없는 기우였다. 계약서를 받아 확인하고 계약서에 사인했다.

간호부장님과 이야기를 마치고 내가 살게 될 기숙사로 향했다. 기숙사는 병원 뒤에 자리한 2층 맨션이었는데, 조금 낡고 허름했다. 방에는 냉장고, 에어컨, 텔레비전, 전자레인지, 전기포트, 침대, 이불까지 웬만한 가전제품과 가구가 갖춰져 있었다. 건물은 낡았지만 살기에는 부족함이 없어서 만족했다.

회사 관계자분과 우지시 시청으로 가 전입신고를 하고, 우체국으로 가 통장을 개설하고, 대형 상점에 가서 당장 필요한 물건을 샀다. 무더위 속 땡볕 아래서 동행해 주신 관계자분에게 정말 감사했다. 함께 이곳저곳 돌아다니며 일본에서 생활할 때 좋은 꿀팁도 알려 주셨다. 그때는 일본어도 서툴러서 '만약 혼자 왔더라면 잘 해낼 수 있었을까?' 하는 두려움도 느꼈다. 내가 이용한 일본 간호사 컨설팅 회사는 유료 서비스였지만, 그만큼 내가 감당해야 할 일도 스트레스도 적어서 편했다.

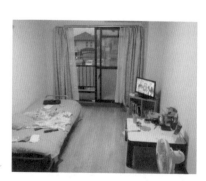

후지뚜쿠슈카비병원 기숙사

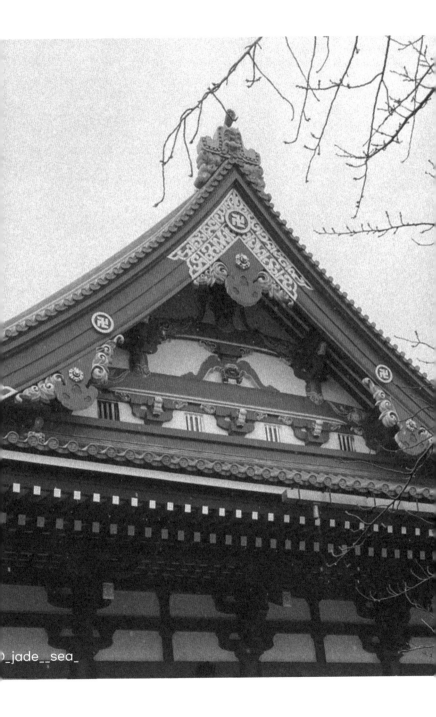

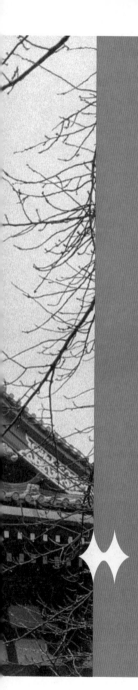

2장

좌충우돌,

한국인
간호조수의
병원 적응기

간사이 사투리는 도통 못 알아듣겠어

일본 간호사 국가시험을 준비하면서 앞으로 근무할 우지도쿠슈카이병원에 적응할 겸 간호조수(우리나라의 간호보조원에 해당한다)로서 뇌신경외과 병동에서 근무했다. 간호조수는 간호사의 지시에 따라 움직이며 배식, 식사 보조, 병동 청소, 퇴원 청소 등으로 병동과 환자 주변을 깨끗이 청소하고 간호사를 도와주는 것이 주 업무다. 면허증이나 자격증은 필요하지 않기 때문에 누구나 지원해서 일할 수 있다.

병원마다 다르지만 일반 병동의 입원 환자 수는 50명 정도인데, 오전 근무의 경우 리더 간호사(차지 업무를 하는 간호사) 1명과 일반 간호사(액팅 업무를 하는 간호사) 5~6명, 간호조수 2명이 근무한다. 리더 간호사는 의사의 오더를 받거나 병동이 원활하게 돌아가도록 입퇴원을 관리하며, 일반 간호사는 담당 환자를 간호하거나 약물을 투여한다.

처음 출근하는 아침, 병동에 올라가자마자 모두와 인사를 나누고 자기소개를 했다. 그러고 나서 간호조수이자 내 교육 담당인 와카스기 씨에게 찾아가 잘 부탁드린다고 말했다. 하지만 내 어눌한 일본어를 듣고서 당황스러움과 착잡함을 감추지 못하는 그녀의 얼굴을 보고 나는 앞으로 이곳에서 잘 헤쳐 나갈 수 있을까 하는 걱정이 앞섰다.

청소나 간호사를 도와주는 일은 그다지 어렵지 않았다. 모르는 게 있으면 바로바로 물어보며 차근차근 하다 보니 업무에 금방 적응할 수 있었다. 모두 내가 외국인이라는 사실을 알고 있으니 사소한 실수는 눈감아 주기도 했다. 하지만 아무리 시간이 지나도 적응하기 어려운 게 있었으니, 바로 간사이 사투리였다. 익숙하지 않은 사투리 때문에 커뮤니케이션이 되지 않을 때가 많았다. 일본에는 여러 지방이 있는데, 간토(関東) 지방과 간사이(関西) 지방은 한 번쯤 들어봤을 터다. 간토 지방은 수도권인 도쿄, 치바, 가나가와, 사이타마 등이 속하고 간사이 지방은 오사카, 교토, 나라, 고베 등이 속한다. 간토 지방에서는 표준어를 쓰고 간사이 지방에서는 사투리를 쓴다.

"このベッド、となりの部屋に移しとってや。"

[이 침대, 옆방으로 옮겨 줘.]

내가 일한 병동에는 나 말고 다른 간호조수가 3명이나 더 있었는데, 내가 사투리에 약하다는 사실을 알고 있어서 최대한 말을 천천히 해주었다. 그러나 바쁠 때나 급할 때 튀어나오는 간사이 사투리를 들을 때마다 무슨 말인지 몰라 몸이 굳어 버리기 일쑤였다. 외국인은 일본어를 표준어로 배운다. 공교롭게도 내가 근무한 병원은 교토에 자리한 병원이라 의료진과 환자 대다수가 간사이 사투리를 썼다.

간사이 사투리는 일본 애니메이션이나 드라마를 자주 보는 사람이라면 친숙할 것이다. 한국에 있었을 때 교토 병원에 배정되니까 간사이 사투리를 공부하려고 인터넷에서 찾아보기도 했다. 내 노력이 무색할 정도로 간사이 사람에게서 사투리를 직접 들어 보니 말이 엄청 빨랐다. 기관총으로 말을 두두두두 쏘는 느낌이랄까? 뭐 하나 귀에 들어오지 않았다. 한동안 사투리 때문에 스트레스를 엄청 받았다. 나 때문에 병동 사람들이 말을 두세 번 반복해야 했고, 혹은 답답한 나머지 나에게 일을 시키지 않았다. 외국에 왔으니 당연히 이런 불상사를 겪으리라 생각했지만, 막상 겪어 보니까 나 자신이 너무 한심했다. 내 무능력함에 자존감은 점점 떨어져만 갔다.

자신감이 사라져서 나날이 말수도 적어진 나를 보며 간호조수 아주머니들은 잘하고 있다며 어깨 펴고 기운 차리자고 항상 다독여 주었다. 사람은 사람에게 상처 받고 사람에게 치유받는다는 말을 들은 적이 있다. 그때 그 아주머니들의 격려와 배려로 포기하지 않고 꿋꿋이 버티는 법을 배웠다.

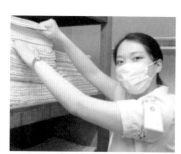

간호조수 시절 인터뷰에 실린 모습

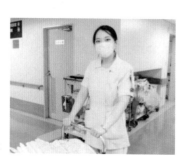

간호조수 시절 일하는 모습

TIP 간호사, 준간호사, 간호조수의 차이

일본의 「보건사조산사간호사법(이하 보조간법)」 면허·업무·명칭·교육에 관한 규정은 다음과 같다.

		간호사 (看護師)	준간호사 (准看護師)	간호조수 (看護助手)
면허		후생노동대신 면허	도도부현 지사 면허	없음
업무		상병자나 해산부의 요양을 위한 간호나 진료를 보조하는 것을 업무로 한다. (보조간법 제5조)	의사, 치과의사 또는 간호사의 지시를 받아 앞 조에 규정한 것(상병자나 해산부의 요양을 위한 간호나 진료 보조)을 업무로 한다. (보조간법 제6조)	주치의 또는 간호사 지시를 받아 간호를 보조한다. (후생노동성 고지) 수간호사나 간호직원 지도 아래에서 업무를 수행한다. (후생노동성 통지)
업무 독점		있음 (보조간법 제31조)	있음 (보조간법 제32조)	없음
명칭 독점		있음 (보조간법 제42조 3)	있음 (보조간법 제42조 3)	없음
기초교육	입학 요건	고등학교 졸업	중학교 졸업	없음
	연한	3년 이상	2년 이상	
	단위· 시간	102단위 이상	1,890시간 이상	

첫 일본인 친구

　간호조수가 되고 나서 두세 달은 정말 쥐 죽은 듯이 살았다. 일본인 사이에서 괜히 기가 죽어 말도 별로 안 했다. 솔직히 한마디도 하고 싶지 않을 만큼 향수병으로 고생했다. 병원 생활이 조금씩 익숙해지며 긴장감이 어느 정도 누그러질 무렵에 느닷없이 향수병이 찾아왔다. 일반 병동에서는 간호조수가 하루에 두 번 뜨거운 차를 환자에게 배식했다. 환자가 잠시 자리를 비운 사이에 병실에 들어가 환자 컵에 차를 담다가 어쩌다 벽을 봤는데 강아지 사진이 붙어 있었다. 귀엽게 생긴 검은 강아지 사진이었다.

　멍하니 사진을 바라보다가 우리 집의 반려견이 생각났다. 내가 금이야 옥이야 키운 사랑스러운 우리집 반려견을 두고 일본에 온 것이 늘 마음에 걸렸다. 그러다가 눈시울이 뜨거워지면서 눈물이 나기 시작했다. 정말 주책도 그런 주책이 없었다. 급하게 눈물을 닦고 병실 밖으로 나왔다. 감정이 주체가 되지 않아서 화장실로 달려가 감정을 추슬렀다. 크게 심호흡하고 아무렇지 않게 다시 일했다.

　이런 심정을 털어놓을 친구조차 없었던 나는 집-병원-집-병원이라는 정말 무료하기 짝이 없는 생활을 보냈고 가끔 집에 있기 답답할 때 집 근처를 산책하거나 훌쩍 여행을 떠났다. 그러던 어느 날 같은 병동에서 일하는 준간호사(우리나라의 간호조무사에 해당한다) 야스에가 나에게 불쑥 불꽃축제에 가지 않겠냐고 말을 걸어 주었다. 야스에는 평소에 한국 문화에 관심이 많은 평범한 여자아이였다.

'일본인 친구랑 불꽃축제라니!' 너무 기뻐서 그 자리에서 바로 수락했다. 나보고 같이 놀러 가자고 말해 준 일본인은 처음이었다. 야스에는 미소를 지으며 자기가 안내하겠다는 말을 덧붙였다. 내가 살던 우지시에서 개최하는 불꽃축제였다. 1960년부터 시작한 제법 전통 있는 축제였고 구경하려는 사람들로 붐볐다. 거리에는 알록달록 화려하게 유카타를 차려입은 수많은 사람과 길거리 음식을 파는 야타이(일본식 포장마차)가 즐비했다. 학창시절 즐겨본 일본 청춘 만화 속에 들어온 듯한 기분이 들었다.

우지 토박이인 야스에는 불꽃이 잘 보이는 명당자리를 알고 있다며 나를 그곳으로 끌고 갔다. 명당자리에 앉아 야타이에서 사 온 프랑크소시지와 야키소바, 빙수를 먹으며 기념사진을 찍었다. 팡팡팡! 밤하늘을 화려하게 수놓는 불꽃은 정말 너무 예뻤다. 불꽃뿐만 아니라 미지근한 바람과 시끌벅적한 분위기, 수많은 사람, 모든 것에서 눈을 뗄 수가 없었다. 그저 그곳에 있는 것만으로도 행복했다. 야스에와 가까워지면서 일본인에 대한 두려움도 점차 사라졌다.

엄마가 둘?

내게는 두 명의 엄마가 있었다. 한국에 있는 친엄마와 일본에 있는 엄마 같은 엄마. 일본인 엄마, 와카스기 씨에게는 정말 많은 신세를 졌다. 그녀는 같은 병동에서 일하는 간호조수였는데 까탈스러우면서도 다정다감한 성격이다. 처음에 와카스기 씨의 시원시원하고 거침없는 말과 행동에 나는 기가 죽어 있었다. 조금 대하기 어려웠기 때문이다. 시간이 흘러 반년 정도 지나고 와카스기 씨와 나는 모녀지간처럼 두터운 사이가 되었다. 병동 간호사들은 우스갯소리로 나에게 와카스기 엄마는 어디 갔냐고 할 정도였다.

당시 23세였던 나는 일본에 오면서 처음으로 집을 나와 독립한 것이었다. 20대 초반의 성인이라 해도 집안 살림은 서툴렀다. 집을 나오니 요리부터 세탁, 청소, 전기·수도 요금 납부, 와이파이 설치까지 모두 내 몫이었다. 그래서 일본에 살면서 곤란한 일이 있을 때나 모르는 게 있을 때는 모두 와카스기 씨에게 물어봤다. 특히 일본은 쓰레기 분리배출이 굉장히 까다로운데 한국과 분리배출 방법이 달라서 당황했던 적이 있다. 프로 주부인 와카스기 씨가 쓰레기 분류 방법과 대형 폐기물 처리 방법까지 덤으로 알려 주었다.

쉬는 날이면 함께 밥도 먹고, 쇼핑도 하고, 일도 하며 매일같이 붙어 있으니 와카스기 씨가 문득 자기 딸보다 내가 더 편하다고 말한 적도 있다. 그때 묘하게 이긴 기분이 들었다. 간호조수 시절, 와카스기 엄마는 나의 가장 큰 버팀목이자 가장 친한 친구였다. 친엄마처럼 내가 곤란한 일이 있으면 내 편이 되어 주었고 아낌없이 퍼 주었다.

그녀에게 좋은 영향을 받아서인지 병원에 한국인 간호사가 새로 들어오면 그냥 지나칠 수가 없었다. 하나라도 더 챙겨 주고 더 알려 주고 싶었다. 내 오지랖 때문인지 한국인 간호사가 채용되면 간호부장님께서는 곧장 내게 소개하며 선아 씨가 잘 챙겨 달라며 잘 부탁한다고 말씀하셨다. 넓디넓은 오지랖으로 하나부터 열까지 챙기고 알려 주는 것이 내 일이었고 새로 들어온 한국인 간호사가 일본에서 무탈하게 적응하는 모습을 보면 되게 뿌듯했다. 와카스기 씨도 그런 마음이었을까? 이제는 알 것 같다.

일본에서 생활할 때 옆집 아주머니든, 직장 동료 아주머니든 주부님과 친하게 지내는 것이 좋다. 일본인은 개인주의가 심해서 도움을 받을 수 없다고 생각하는 분이 종종 있는데 꼭 그렇지만도 않다. 무조건 부정적으로 생각하지 말자. 내 마음을 활짝 열어 두면 누구든 내게 다가오게 되어 있다.

김치찌개의 추억

옛날에도 케이팝과 한류 드라마의 인기는 대단했고 지금도 한류 열풍은 식을 줄 모른다. 그 영향으로 병동마다 한국 문화를 좋아하는 사람이 한두 명씩 있었다. 좋은 한국 이미지 덕분에 어느 병동에 가도 어느 사람을 만나도 이야깃거리가 넘쳤고 두루두루 친하게 지낼 수 있었다. 게다가 한류의 인기는 남녀노소를 가리지 않아서 젊은 세대부터 중장년 세대까지 호기심에 내게 말을 걸어왔다. 나는 낯을 가리거나 과묵한 성격이 아니라서 1, 2년 정도 지나자 병동마다 아는 사람이 늘어나게 되었고 엘리베이터에 타면 인사하느라 바빴다.

하지만 행복한 일만 있던 게 아니다. 황당한 일도 많이 겪었다. 그중에 가장 충격적이었던 사건을 이야기하려고 한다. 간호조수도 한두 달에 한 번, 한자리에 모여 보수교육을 받았다. 내가 처음으로 보수교육을 들으러 갔을 때 그곳에 한류 드라마 마니아인 한 아주머니가 있었다. 그 아주머니는 내가 한국인이라는 사실을 듣고는 놀라며 한국어로 인사해 주었다. 아주머니와는 가끔 린넨실이나 쓰레기 처리장에서 마주칠 때마다 이야기를 나누다가 점점 친해졌다.

그러던 어느 날 아주머니가 맛있는 김치찌개를 대접하겠다며 나를 집으로 초대했다. 너무 기쁜 나머지 당장 가겠다고 대답했다. 앞으로 겪을 일은 꿈에도 모른 채 아무런 의심 없이 허락하고 말았다. 일주일 뒤 오후 4시쯤 아주머니의 집으로 갔다. 아주머니는 아주 반갑게 날 맞이해 주었고 윤기가 자르르 흐르는 흰쌀밥에 돼지고기가 듬뿍 들어간 매콤한 김치찌개를 차려 주었다. 눈물이 핑 돌 정도로 맛있는 밥상이었다. 엄마가 만든 김치찌개 같아서 밥 한 톨 남기지 않고 싹싹 긁어먹었다.

아주머니는 나와 이야기를 나누다가 후식을 내오겠다며 거실에 앉아서 기다리라고 했다. 기다리다가 문득 거실 한 편에 떡하니 놓인 커다란 불상이 눈에 들어왔다. 나는 호기심을 참지 못하고 아주머니에게 저 불상은 뭐냐고 물었다. 내 질문에 아주머니는 눈빛이 싹 돌변하더니 혹시 불교에 관심이 있냐고 물었다. 아무 생각 없이 엄마가 불교에 관심이 있다고 말하자 부엌에서 내 앞으로 쏜살같이 달려와 혹시 너도 종교에 관심이 있냐고 물어왔다. 그러더니 자신이 믿는 종교와 관련된 이야기를 하나둘씩 꺼내기 시작했다. 나는 이러지도 저러지도 못한 채 한 시간 정도 아주머니의 이야기를 듣고 있는데 갑자기 딩동 하고 초인종이 울렸다. 아주머니는 소개해 주고 싶은 친구들이 있어서 불렀다고 했다.

아주머니 친구들은 날 둘러싸고 종교에 가입하라고 권유하기 시작했다. 식은땀이 비 오듯 흐르고 몸의 떨림이 멈추지 않았다. 미친 듯이 심장이 뛰었다. 뭔가 크게 잘못되었음을 느꼈다. 온갖 나쁜 생각이 머릿속을 맴돌았다. '억지로 종교 집단에 데려가면 어떡하지….', '막대한 돈을 요구하면 어떡하지….' 그저 울고 싶은 마음이었다.

　나이도 어렸고 이런 상황도 처음인지라 아주머니에게 우선 좋은 방향으로 생각해 보겠다고 말하고는 집을 뛰쳐나왔다. 집까지 쉬지도 않고 뛰었다. 집에 도착하자마자 아주머니가 말한 종교를 인터넷에 검색했는데 그 종교는 간사이 지방을 꽉 잡고 있는 유명한 사이비 종교 단체였다. 덜컥 겁이 나서 한참 동안 그 자리에서 움직이지 못했다.

　다음 날 일본인 엄마 와카스기 씨에게 어제 일어난 일을 모두 털어놓았다. 와카스기 씨는 지금 당장 그 아주머니한테 가서 가입하지 않겠다고 네 의사를 당당하게 밝히라고 말했다. 단칼에 거절해야 네게 해코지를 하지 않을 것이라고 했다. 와카스기 씨의 말을 듣고 마음을 굳게 먹었다. 내가 저지른 일은 내가 끝을 내야 했다.

　곧장 아주머니가 일하는 병동을 찾아가 종교에 가입하지 않겠다고 확실히 말했다. 걱정했던 것과 달리 아주머니는 별말을 하지 않았지만, 사이는 멀어졌다. 혹시라도 병원에서 마주칠까 봐 도망 다니기 바빴다. 가끔 인터넷이나 텔레비전에 사이비 종교 단체의 이야기가 나오면 그 사건을 회상하고는 한다. 지금이야 웃으면서 이야기하지만, 당시에는 당장 짐을 챙겨서 한국으로 도망가고 싶었다. 그 사건이 있고 나서는 직장 동료라고 해도 함부로 남의 집에는 따라가지 않고 사전에 그 사람에 대한 소문이나 평소 행실은 어떤지를 전부 파악한 후에 사적으로 만났다. 평소에 상냥하고 친절한 사람이라도 조심 또 조심하자!

회식에서 회식비를 걷어요?

　일본 병동의 회식은 어떨까? 처음 병동 회식에 참석했을 때가 생각난다. 일본 회식은 놀라움의 연속이었다. 어느 병동이든 새 직원이 들어오면 환영회를 연다. 내가 들어온 지 얼마 안 돼서 병동에서 나를 위해 환영회를 열어 주었다. 환영회나 송별회를 주최하는 주최자는 병동 간호사가 차례대로 돌아가면서 맡았다. 회식 장소와 시간을 정하고, 참석하는 인원을 확인하고, 참석하는 사람에게 돈을 걷고 정산한다. 거기까지가 주최자가 할 일이다.

　퇴근하고 오후 6시쯤 회식 장소로 갔다. 오구라역 근처에 있는 조그마한 이자카야(술과 음식을 파는 선술집)였다. 병동에 배정된 지 두 달밖에 지나지 않아 친한 사람도 없고 일본어도 서툴러서 혼자 멀뚱히 술을 마시고 있는데, 회식 주최자가 내게로 오더니 선아 씨는 환영회 주인공이니까 회식비를 내지 않아도 된다고 말했다.

　나는 마음속으로 '회식비? 회식비를 왜 내지? 회식비는 원래 법인카드로 결제하는 게 아닌가?'라고 생각했다. 이것 역시 일본답다고 느꼈다. 병동 회비를 보태거나 참석한 사람에게 회식비를 걷어서 음식 값을 냈다. 회식비를 걷는 건 좋은데 회식비가 터무니없이 비쌌다. 한 번 참가할 때 4~5천 엔이었다. 한국 돈으로 4~5만 원을 내야 하는데, 당시 나는 그런 거금을 선뜻 낼 만큼 형편이 좋지 않았다. 그다음부터는 회식에 참석하지 않았다. 사실 그렇게 맛있는 집도 아니었고 술을 잘 마시는 편도 아니었기 때문에 돈을 낭비하는 것 같다고 생각했다.

그렇게 부정적으로 생각한 날도 있었지만, 간호사가 되고 나서는 근무가 겹치지 않는 한 회식에 참석했다. 회식비는 비싸지만 회식에 참석하면 좋은 점이 더 많았다. 병동 사람들과 친해질 수 있는 절호의 기회이기 때문에 좋았다. 병동 회식은 대부분 이자카야에서 한다. 맛있는 안주와 술이 있으므로 사람들과 친해지기 가장 적합한 장소이기도 하다.

여담으로, 의외로 한국식 고깃집이 회식 장소로 인기다. 회식 주최자가 한국 문화를 좋아하는 사람이면 한국식 고깃집으로 예약할 확률이 높다. 회식 장소가 한국식 고깃집이면 동기들이나 선배들에게서 한국 사람은 고기를 어떻게 구워서 먹냐부터 시작해서 상추쌈은 어떻게 깔끔하게 싸 먹냐, 고기를 맛있게 굽는 법이 있냐는 등 질문이 쏟아진다. 나는 신나서 질문에 답하느라 정신이 없었다. 뭔가 한국 대표로서 한국 문화를 알리는 것 같아 기분이 좋았다.

병원에 새로 들어온 한국인 간호사에게 경제적으로 여유가 있으면 종종 회식에 참석하라고 조언한다. "일본어가 서툴러서요." 또는 "아직 일본인이 어려워요."라는 이유로 회식에 가지 않는 사람이 있는데 그러면 그들과 멀어질 뿐이다. 일본인과 친해지고 싶다면 회식에 참석하라. 누누이 말했듯이 내가 먼저 마음을 열면 타인도 마음을 열기 마련이다. 피하지 말고 당당하게 부딪혀 보자.

나를 쫓는 집요한 시선

일본 생활도 간호조수의 업무도 익숙해지고 평화로운 나날이 계속되던 어느 날 황당하고 무서운 일을 겪었다. 장기간 병동에 입원해 있던 환자의 보호자에게 구애를 받은 것이다. 보호자는 50~60대로 보이는 중년 남성이었다. 정중한 태도와 늘 웃는 인상이 참 보기 좋은 사람이었다. 그 남자는 다른 보호자와 비교하면 자주 병문안을 오는 편이었다. 자주 인사도 나누고 잡담도 하다 보니 병문안을 올 때마다 반가웠다. 나는 정말 순수한 마음(직업 정신)으로 그 사람을 친절하게 대했다. 그러던 어느 날 병동에서 조금 떨어진 쉼터에서 홀로 청소하고 있는데 그 남자가 내게 오더니 불쑥 손바닥만 한 인형을 내밀었다.

"이거 받으세요."

귀여운 고양이 인형이었다. 잠시 머뭇거리며 받을까 말까 고민하다가 받아 버렸다. 어린 마음에 받지 않으면 무례하게 보일 줄 알았다. 나는 인형을 받고 정중하게 고맙다고 말했다. 남자가 돌아가고 나는 곧장 와카스기 엄마에게 보호자에게 인형을 받았는데 잘한 짓이냐고 물었다. 와카스기 씨는 인상을 찌푸리더니 인형이든 음식이든 뭐든 환자나 보호자에게 절대 받으면 안 된다고 나무랐다. 혼이 나서야 상황 파악이 되었다. '내가 지금 무슨 일을 저지른 거지?' 환자나 보호자에게 무엇이든 일절 받으면 안 된다고 배웠는데 그걸 까먹고 있었다.

그 일이 있고 나서 남자는 내가 병동에서 청소하는 모습을 쭉 지켜보기 시작했다. 병문안하러 온 게 아니라 널 보러 왔다고 말하는 듯한 집요한 시선이었다. 그 시선을 한 번 의식하게 되니 신경이 쓰이기 시작했고 점점 불편해졌다. 안 되겠다 싶어서 인사도 받지 않고 말도 섞지 않는 등 여러 가지 방법으로 그 사람과 엮이지 않으려고 노력했지만 상대방은 개의치 않는 모양이었다.

그가 찾아오는 시간에는 되도록 병동 밖으로 나가지 않고 그를 피했다. 다른 간호조수들이 협력해 준 덕분에 그와 마주치지 않게 되었다. 그렇게 스토킹에 무덤덤해질 무렵에 사건이 터졌다. 어느 날 린넨실에서 혼자 이불을 정리하고 있는데 그 남자가 돌연 린넨실에 들어왔다. 린넨실에 단둘이 남게 된 나는 너무 놀라 말을 잇지 못하고 있었는데 그는 그 틈에 하얀 쪽지를 이불 위에 두고 그대로 나가 버렸다. 몸이 굳어 버려 잠시 멍하니 있다가 정신을 차리고 쪽지를 확인했다.

"080-XXXX-XXXX"

휴대전화 번호였다. 온몸에 소름이 확 끼쳤다. 곧장 와카스기 씨에게 울먹이는 목소리로 그 남자가 무턱대고 린넨실에 들어와서는 전화번호가 적힌 쪽지를 두고 갔다고 했다. 와카스기 씨는 이제 더 참으면 안 되겠다며 나보고 당장 따라 나오라고 했다. 우리 두 사람은 수선생님께 지금 상황을 보고한 뒤에 그 남자에게로 가 인형과 쪽지를 돌려주며 말했다.

"죄송합니다만, 이제 이런 일이 없었으면 합니다."

딱 잘라 거부 의사를 밝히고 나오는데 몸이 사시나무처럼 떨렸다. 내가 잘못한 것도 없는데 큰일을 저지른 죄인처럼 와카스기 씨의 얼굴을 쳐다보지 못했다. 내 어리숙한 행동으로 이 사달이 났나 싶어서 조금 무서웠다. 앞으로 두 번 다시는 이런 일이 없도록 정신을 차려야겠다고 나를 다그쳤다.

거절한 뒤에는 끈질긴 시선은 없어졌으나 가끔 사람 키만 한 화분 뒤에서 날 훔쳐보기도 했다. 머지않아 그 환자는 상태가 호전되어 다른 요양병원으로 옮겨 갔다. 환자가 전원하고 나서 더는 날 찾아오지 않았다. 그 일을 계기로 많이 배웠다. 환자 보호자와 라포르를 형성하는 것은 중요하다. 라포르 형성은 서로 친밀감과 신뢰하는 관계가 되어 환자 치료에 도움이 되지만, 그게 잘못된 길로 나아가 사적인 감정이 생긴다면 서로에게 불편과 고통을 줄 수 있으므로 조심해야 한다.

국가시험 공부, 너무 어려워

가뜩이나 어렵고 힘든 국가시험인데, 교대근무를 하면서 어떻게 공부하면 좋을까? 간호조수는 3교대였다. 이른 근무(早出, 7:00~15:00), 오전 근무(日勤, 8:30~17:00), 늦은 근무(遅出, 11:00~19:00)로 나뉜다. 나이트가 없어서 다행이었다. 이른 근무와 오전 근무 때는 아침 일찍 출근하기 때문에 퇴근하고 조금 쉬다가 자기 전까지 4~5시간 정도 공부했다. 늦은 근무 때는 아침 8시에 일어나 출근하기 전까지 2시간 공부하고 퇴근하고 늦은 저녁을 먹고 자기 전까지 3시간 정도 공부했다. 이렇게 하루 평균 4~5시간은 공부하려고 노력했다. 평일에는 문제집을 풀었고, 주말에는 시간이 많으니 동영상 강의를 듣거나 모의고사를 풀었다. 그리고 가끔 기분 전환을 할 겸 문제집을 들고 교토 시내로 나가 근사한 카페에서 공부하기도 했다. 해외에서 생활하는 사람만 누릴 수 있는 특권이라 해야 하나?

일본 간호사 국가시험은 정말 어려울까? 성인간호, 모성간호, 아동간호, 정신건강간호 등의 과목은 한국에서 배운 내용과 별반 다르지 않으므로 이해하기가 어렵지 않았다. 하지만 우리나라 학교에서 배우지 않는 일본 의료법과 재택간호, 방문간호, 노인간호는 조금 낯설게 느껴지고 외국인을 당황케 한다.

교토에 도착하고 그다음 날에 바로 교토 시내의 대형 서점으로 가 심혈을 기울여서 국가시험 대비 문제집을 골랐다. 고르는 데 2시간 가까이 걸린 것 같다. 전 과목 핵심 요약집과 문제 유형별 문제집을 여러 권 구매했다. 문제집을 사는 데 돈을 아끼지 않고 투자했다.

여기서 전 과목 핵심 요약집은 리뷰북(レビューブック)을 가리키며, 국가시험에 출제되는 내용을 한 권으로 정리한 책이다. 문제 유형별 문제집은 아카홍(赤本)과 쿠로홍(黒本)으로 나뉜다. 아카홍은 빨간색 책이라는 뜻으로 간호사 국가시험 필수문제 공략집이고, 쿠로홍은 검은색 책이라는 뜻으로 간호사 국가시험 기출문제 공략집이다.

일본 간호사 국가시험의 문제 유형은 필수문제와 일반문제, 상황설정문제, 이 세 가지로 이루어졌다. 필수문제는 정말 기초적인 지식을 묻는 문제고, 일반문제는 기본적인 간호 지식을 묻는 문제며, 상황설정문제는 임상 현장에서 일어날 법한 상황을 설정한 문제다. 상황설정문제는 문제 자체가 장문으로 출제되어 상황에 대한 이해력과 판단력을 요구한다. 초반에는 필수문제의 점수 미달로 불합격하는 대참사를 막고자 몇 달간 필수문제만 풀었다. 필수문제를 풀면서 처음 보는 낯선 단어를 달달 외웠다. 컨설팅 회사에서 국가시험 대비 강의 영상 시디(CD)를 받아 강의를 들으면서 공부했다.

필수문제 공부가 어느 정도 마무리되면 바로 일반문제와 상황설정문제의 공부에 돌입했다. 일반문제는 그리 어렵지 않아 점수 확보에 문제가 없었지만, 상황설정문제는 달랐다. 지문이 길어서 일본어 독해력이 어느 정도 받쳐주지 않으면 문제 내용을 정확히 이해하기 힘들고, 지문을 읽다가 시간을 초과하면 완전 낭패다. 국가시험을 준비하는 6개월 동안 상황설정문제 때문에 울고 웃었다. 상황설정문제가 쉬운 모의고사는 합격하는데, 상황설정문제가 어려운 모의고사는 불합격했다.

그때는 독해력이 상당히 좋지 않아서 상황설정문제가 유난히 어렵게 느껴졌다. JLPT에서도 독해가 문제였는데, 국가시험에서까지 영향을 미칠 줄 몰랐다. '평소에 독해력 좀 길러 놓을걸.' 하고 후회해도 이미 늦었다. 그래도 여러 번 다양한 상황설정문제를 풀어 보면 좋지 않을까 해서 시간이 허락하는 날까지 좌절하지 않고 열심히 공부했다.

📍

TIP 국가시험 준비에 도움이 되는 홈페이지

· 마이나비 간호 학생(マイナビ学生向け)

간호 학생 또는 신규 간호사를 위한 취직 정보 사이트다. 병원 채용 정보나 설명회, 인턴십 정보, 국가시험 대책과 병원 실습 등 간호사를 꿈꾸는 학생에게 도움이 되는 정보를 제공한다.

https://nurse.mynavi.jp/

· 나스후루(ナースフル)

구직하거나 이직하는 간호사를 위한 구인 검색 사이트다. 나스후루의 간호 학생 사이트에는 2008~2020년 간호 국가시험 기출문제 3,390개가 게시되어 있다.

https://nurseful.jp/student/

· 갸리타스칸고(キャリタス看護)

간호 학생에게 도움이 되고자 간호사 국가시험 대책을 무료로 제공하는 사이트다. 2010~2019년의 간호 국가시험 기출문제와 해답이 수록되어 있다.

https://kango.career-tasu.jp/contents/kokushi-kakomon/

TIP 일본 간호사 국가시험 이렇게 공부했다! 나만의 비법

· 우선 낯선 단어부터 제대로 습득한다

의학용어는 은근 외우기 쉽다. 우리나라 구 의학용어(한자어 중심 용어)는 한자음에서 그대로 따온 것이므로 외우기가 어렵지 않고 발음도 일본어와 비슷하다. 외국인 간호사에게 가장 큰 문제는 우리나라 일본어 사전에서 찾아볼 수 없는 낯선 단어다.

예를 들어, '清拭(세이시키)/ベッドバス(벳토바스)'의 뜻은 병상에서 젖은 수건으로 몸을 닦는 행위를 말하고, 'ムンテラ(문테라)'는 의사가 환자 또는 보호자에게 치료 방침이나 병의 상태를 설명하는 행위를 말한다. '食介(숏카이)/食事介助(쇼쿠지카이죠)'는 식사 보조라는 뜻이고 'ツッカ(츳카)'는 포도당이라는 뜻이다. 이와 같은 단어는 일한사전에 등재되어 있지 않으며 단어를 모르는 상태에서는 그 뜻을 유추하기도 어렵다. 따라서 낯선 낱말은 머릿속에 확실하게 정리한 뒤에 본격적으로 공부해야 한다.

· 초반에는 필수문제를 공략하자

본문에서 다뤘듯이 공부 초반에는 필수문제 문제집(아카홍)을 구매해서 필수문제만 완벽하게 공부하자. 필수문제는 지문도 짧은 데다가 아주 기초적인 내용을 다루므로 문제가 어렵지 않다. 의학용어나 의학 지식도 빠르게 습득할 수 있다.

· 한 줄 한 줄 끊어서 차근차근 문장을 이해한다

상황설정문제처럼 긴 지문의 문제를 외국인이 단번에 이해하기는 힘들다. 그렇다고 빠르게 대충 읽고 지나가면 틀리기 일쑤다. 상황설정문제는 1문제당 2점이나 되므로 신중하게 풀어야 한다. 그러므로 긴 지문은 한 줄씩 끊어 읽으면서 문제의 핵심을 찾는다. JLPT N1 중단문 독해와 비슷하다고 생각하면 된다. 그러니 지금부터라도 자주 일본어 원서를 읽는 것을 추천한다. 시간이 없으면 짧은 인터넷 기사라도 좋다. 독해는 단시간에 좋아지지 않으므로 시간을 두고 독해력을 키우자.

· 기출문제와 과거 모의고사를 잘 활용하자

특히 필수문제는 과거에 나온 문제가 조금 변형되어 출제되므로 기출문제와 과거 모의고사에 나오는 필수문제는 통째로 외우자. 필수문제 점수 미달로 불합격될 일이 없도록 주의해야 한다. 모의고사를 통해 어느 분야가 약한지, 어느 유형의 문제를 많이 틀리는지 자신의 실력을 파악할 수 있으므로 몇 번이고 반복해서 푼다.

· 계획은 철저하게 세우자

간호학 분야는 넓고 다양하므로 초반에 계획을 상세하게 세우는 편이 좋다. 한 과목에 공부가 치우치게 되면 높은 점수를 얻기 힘들다. 그러니 하나의 장기 프로젝트라고 생각하는 게 좋다. 6개월 또는 1년의 장기 프로젝트이므로 꼼꼼하게 계획을 짜면서 어떻게 공부할지 마음을 다잡아야 한다. 공부 계획을 세우는 방법은 본인의 자유지만, 과목별로, 문제 유형별로 계획을 세워 보면 어떨까. 나는 한 달 단위로 계획을 짰다. 큰 달력을 하나 사서 날마다 공부한 과목이나 공부할 과목을 적고, 공부가 부족한 과목이 있었는지를 파악하며 균형 있게 공부했다.

국가시험 불합격?!

국가시험을 준비하는 6개월 동안 낮에는 병원에서 일하고 밤에는 국가
시험을 공부했다. 쉬는 날에는 기분 전환을 할 겸 병원 근처 카페에서 문제
집을 풀었다. 카페 창밖으로 보이는 '우지도쿠슈카이병원' 간판을 바라보며
간호사가 되는 꿈을 키웠다. 간호조수로 일하면서 재밌고 즐거운 일도 많았
지만, 그렇다고 마냥 행복하지만은 않았다. 주사기와 청진기 대신 빗자루를
들고, 간호 대신 청소를 했다. 간호사 동료들을 보면서 회의를 느낄 때가 많
았다. '내가 한국에 있었으면 어엿한 간호사였을 텐데….', '한국에 있는 간호
사 친구들은 벌써 독립했다는데….' 병동 복도에서 환자 휴대용 변기를 닦
다가 정말 내가 왜 여기서 이 고생하고 있는지 매일 머릿속으로 수백 번 생
각했고 만감이 교차했다. 지금 이 감정을 기억해서 꼭 합격하겠다고 마음속
으로 다짐하고 또 다짐했다.

일본에서의 간호사 국가시험 당일, 아침 6시에 일어나자마자 중요한 물
건을 빠뜨리지 않았는지 확인했다. 수험표, 연필, 지우개, 시계 등 전날에 미
리 준비했지만, 보고 또 봐도 걱정되었다. 빠진 물건이 없는 것을 확인하고
대충 씻고서 밥을 먹고 나왔다. 엄마가 만든 정성 어린 아침밥이 참 그리운

날이었다.

　시험 장소는 오사카에 있는 킨키대학교였다. 교토에서는 조금 먼 곳이라 한 시간 넘게 지하철을 타야 했다. 귀에 이어폰을 꽂고 음악을 들으며 킨키대학교로 향했다. 지하철 안에서 간호조수와 간호사 동료들에게 받은 시험 합격 오마모리(부적)와 연필을 꺼냈다. 귀엽고 앙증맞은 오마모리와 연필을 보자 기운이 솟아났다. 휴대폰에 가족과 친구들의 응원 메시지가 많이 도착해 있었다. 메시지 하나하나를 읽으면서 고맙다고 답장했다. 최대한 긴장하지 않으려고 나름 노력했다.

　지하철이 긴테쓰 나가세역에서 멈췄다. 수많은 학생이 우르르 내렸다. 나도 내리지 못할까 봐 서둘러 따라 내렸다. 학교에 들어가기 전에 편의점에 들러 맛있어 보이는 도시락 하나와 녹차 한 병을 샀다. 킨키대학교 방향으로 쭉 걸어가니 빨간 벽돌로 된 아치형 교문이 보였다. 커다란 교문을 보고 있다가 긴장감에 헛구역질이 났다. 애써 마음을 진정하며 시험장으로 발걸음을 옮겼다.

　교실에 들어가 보니 제법 많은 사람이 이미 도착해 있었다. 내 자리가 어디인지 확인하고 바닥에 가방을 내려놓고 앉았다. 숨 막히는 긴장감에 잠시 눈을 감고 명상하는데, 여기저기에서 중국어가 들려왔다. 어찌 된 영문인지 가만히 상황을 파악해 보니 외국인만 모여 있는 교실이었다. 한국인은 없고 중국인만 가득했다. 교실 안에 적어도 30명 가까이 되는 사람이 있었는데 여기 있는 사람들 모두 일본 간호사가 되고 싶어서 일본에 왔다고 생각하니 신기했다. 나 말고 외국인은 없을 줄 알았는데 그건 착각이었다. 외국인이 있다는 사실에 묘한 동질감을 느끼자 조금 위로가 되었다.

국가시험은 오전과 오후 두 번, 2시간 40분씩 총 5시간 20분 동안 시험을 치른다. 오전과 오후 필수문제 25문, 일반문제 65문, 상황설정문제 30문, 이렇게 120문제씩 2회니까 총 240문제가 출제된다. 모두 객관식이고 출제 형식은 주로 4지 택 1이지만, 일부 5지 택 1, 5지 택 2도 있다. 난이도는 매해 다르며 합격률은 대개 90%가 넘는다.

오전 시험은 나쁘지 않았다. 전체적으로 어렵지 않게 술술 풀었다. 그런데 2시간 40분 동안 시험을 치르는 건 정말 힘들었다. 오랫동안 앉아만 있는 게 고역이었다. 시간이 지날수록 허리 통증이 심해져서 집중이 안 될 정도였다. '평소에 운동 좀 많이 할걸.' 후회가 막심했다.

점심시간이 되자 주위 사람들은 친구들이랑 같이 왔는지 다들 삼삼오오 모여 밥을 먹기 시작했다. 나는 가져온 차가운 도시락을 꺼냈다. 전자레인지도 없어서 데울 수도 없었다. 딱딱한 밥을 먹다가 문득 작년 한국 간호사 국가시험을 볼 때가 생각났다. '그날은 엄마가 맛있는 불고기 도시락을 싸주었는데….' 밥을 먹는 둥 마는 둥 대충 먹고 머리 좀 식힐 겸 산책을 하다가 다시 시험장으로 돌아와 오후 시험을 준비했다.

오후 시험은 예상보다 훨씬 어려웠다. 특히 상황설정문제를 푸는데 한숨이 연거푸 나왔고 손에서 진땀이 났다. 그래도 제시간에 모든 문제를 풀었지만, 이번엔 시험에서 떨어지겠다는 불안감이 엄습했다. 시험이 끝났을 때 해가 벌써 뉘엿뉘엿 지고 있었다. 다 큰 성인이 길거리에서 목 놓아 울 수는 없어서 스스로를 달래며 집으로 갔다. 밥을 먹고 바로 노트북을 켜 인터넷에 떠도는 정답으로 가채점을 했다. 필수문제는 무사히 통과했지만, 일반문제와 상황설정문제에서 삐끗했다. 가채점에서는 불합격이었다. 그래도 가채점과 실제 점수는 다를 수 있다고 걱정할 필요 없다고 스스로 달랬지만, 하늘이 무너진 듯 머리가 핑핑 돌았다.

다음 날 병원에 출근했는데 병동 간호사들이 가채점을 해 봤냐고 물었다. 나는 불합격 같았지만 합격할 것 같다고 거짓말을 했다. 너무 창피한 마음뿐이었다. 그래도 최대한 긍정적으로 생각하며 결과를 기다렸다. 그러나 한 달 뒤 결과는 처참했다.

"불합격"

결과는 불합격이었다. 일본 국가시험은 필수문제 이외에는 상대평가를 한다. 162점이 커트라인이었는데 난 160점이었다. 2점 차이로 떨어지고 말았다. 불합격 통지서를 받고 그날 온종일 펑펑 울었다. 별의별 생각이 다 들었다. 나 자신이 밉고 한심했고 날 응원해 주신 가족과 친구, 직장 동료에게 실망감을 안겨 주었다는 사실에 참을 수 없이 괴로웠다.

불합격한 사실을 가족과 한국 친구들에게 전했다. 내 인생에서 가장 힘든 순간이었다. 친구들은 다시 한번 해보라고 격려해 주었는데 엄마는 고생하지 말고 돌아오라고 하셨다. 엄마는 딸이 타국에서 고생하는 것을 더는 원치 않으셨다. 엄마와 통화를 마치고 이대로 귀국해야 할지, 공부를 계속해야 할지 고민하며 몇 날 며칠을 괴로워했다.

엄마, 나 다시 한번 도전하고 싶어

국가시험에 불합격하고 어느덧 시간이 지나 봄이 되었다. 벚꽃이 흐드
러지게 피는 봄날. 한국에서 엄마와 친오빠가 교토로 놀러 왔다. 8개월 만
에 보는 거라서 정말 반가웠다. 오사카 우메다역에서 가족과 합류하고 첫날
은 오사카를 관광했다. 한껏 신이 나서 가이드를 자처했다. 우메다 햅파이
브에서 빨간 관람차를 타고 공중정원 전망대에서 멋진 야경을 즐겼다. 찬바
람을 맞으며 걸으니 속이 뻥 뚫리는 기분이었다. 그러고 나서 지하철을 타
고 난바로 향했다. 도톤보리의 유명한 구리코 간판 앞에서 구리코상과 똑
같은 포즈를 취하며 사진을 찍었다. 이 사진을 찍어야 오사카에 왔다고 말
할 수 있다.

거리를 걷다가 도톤보리 리버크루즈 선착장 근처에 있는 다코야키 집에
서 다코야키를 먹었는데 정말 맛있었다. 왜 줄을 서서 먹는지 납득이 가는
맛이었다. 그러다가 리버크루즈 선착장까지 왔는데 그냥 지나칠 수 없어서
크루즈 입장권을 샀다. 이 크루즈는 니혼바시부터 아이아우바시, 다자에몬
바시, 에비스바시, 도톤보리바시 등 총 9개의 다리를 지난다. 크루즈를 타고
편하게 도톤보리 거리와 주변 관광지를 구경할 수 있다. 이 일정은 예정에

없었고 갑자기 만든 거였지만 기억에 가장 많이 남았다.

　다음 날은 지하철을 타고 교토로 넘어와 교토를 관광했다. 교토 관광 가이드만큼은 정말 자신 있었다. 내가 사는 교토가 이렇게 살기 좋고 낭만이 넘치는 곳이라고 가족에게 어필하고 싶었다. 먼저 게이한 기온시조역에서 조금 떨어진 곳에 야사카[八坂]라는 신사가 있는데, 교토 하면 떠오를 정도로 유명한 관광지며, 일본 3대 민속 축제인 기온마쓰리[祇園祭]가 이곳에서 열린다. 우리는 야사카신사 안에 자리한 마루야마 공원에서 벚꽃 구경을 했다. 마루야마 공원은 교토 현지인에게 사랑받는 벚꽃놀이 장소로 유명하다. 매해 4월이 되면 마루야마 공원은 일본인 관광객과 외국인 관광객으로 인산인해를 이룬다.

　야사카신사 입구에 들어서자 맛있는 음식 냄새가 코를 자극했다. 야사카신사에서 마루야마 공원 안쪽까지 일본식 포장마차인 야타이가 길게 늘어서 있었다. 야타이를 구경하며 안으로 들어가면 공원 중앙에 수령이 90년된 기온시다레사쿠라[祇園しだれ桜]로 불리는 거대한 벚나무가 우두커니 자리 잡고 있다. 버드나무처럼 가지를 늘어뜨리고 있어 일본 특유의 몽환적인 분위기를 느낄 수 있다.

　우리는 그 벚나무 아래에 서서 사진을 찍었다. 엄마와 오빠와 함께 처음으로 해외여행을 하며, 이런 멋진 곳에서 사진을 찍는 것만으로도 정말 기뻤다. 나는 1박 2일 동안 달콤하고 행복한 여행을 만끽했다. 꿈같은 시간은 쏜살같이 지나가고 어느새 밖이 어두컴컴해졌다. 벌써 엄마와 헤어질 시간이 찾아왔다. 가와라마치[河原町] 중심가에 있는 카페에서 엄마의 손을 잡고 2시간가량 울었다. 그냥 하염없이 눈물이 났다. 엄마와 정말 헤어지기 싫었다. 엄마는 끝까지 같이 한국으로 돌아가자고 설득했지만, 나는 다시 한번 시험에 도전해 보겠다고 엄마를 설득했다. 내 고집을 꺾을 수 없었던 엄마는 헤어지기 전에 한국에서 가져온 반찬이랑 라면, 과자를 건네주었다. 엄마와 헤어져 짐을 껴안고 기숙사로 돌아가는 지하철에서 오열했다. 두 번다시는 나 자신과 가족을 실망시키지 않으리라고 다짐했다.

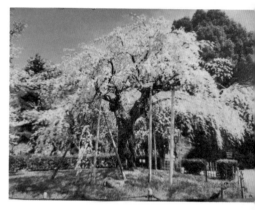

교토 야사카신사의 기온시다레자쿠라

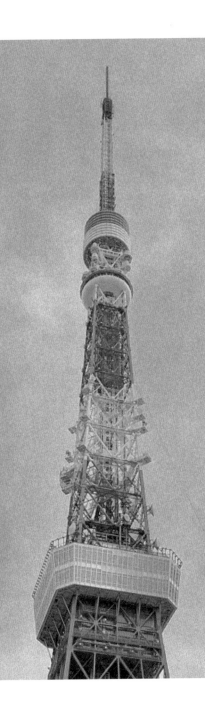

_jade__sea_

3장

다사다난,

신규 간호사의
로테이션 일기

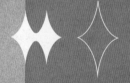

국가시험 합격, 이제 나도 일본 간호사!

자랑은 아니지만, 나는 한국 간호사 국가시험까지 합하면 총 3번의 간호사 국가시험을 봤다. 간호사 국가시험을 세 번이나 치른 사람이 이 세상에 몇 명이나 있을까? 제발 이번이 마지막이길 바라는 간절한 마음으로 공부했다. 그러나 국가시험 재도전은 결코 쉽지 않았다. 다시 한번 그 많은 양의 과목을 공부해야 했으며, 무엇보다 가장 힘들었던 점은 또 간호조수 생활을 해야 한다는 것이었다. 간호조수라는 직업이 나쁘다는 뜻이 절대 아니다. 오히려 환자와 많은 대화를 나누고 병원 시스템을 이해하면서 나는 크게 성장했다. 하지만 월급이 적어서 생활이 넉넉지 못했다. 나도 다른 친구들처럼 해외여행도 가고 싶었고, 한국으로 돌아가면 부모님에게 용돈도 드리고 싶었다. 하지만 변변치 않은 상황에 사치스러운 생활은 꿈도 못 꾸고 늘 당장 먹고살기도 급급했다.

5월이 되자 병원 오리엔테이션을 끝내고 로테이션 교육을 시작하는 신규 간호사들이 뇌신경외과 병동에 왔다. 풋풋한 신규 간호사를 바라보면 온갖 부정적인 생각이 들었다. '나도 붙었으면 저 아이들과 함께 교육받았을 텐데…' 부러움과 착잡함이 머릿속을 가득 채웠다. 그렇게 조금 씁쓸하게

1년을 보냈다.

작년에 이어 올해 합격 발표 날, 아침 일찍부터 눈이 떠졌다. 도무지 긴장이 되어 잠이 오지 않았다. 사실 가채점으로 여유 있게 합격할 것이라 예상했지만, 작년에 불합격한 기억이 머릿속에서 떠나지 않아 나를 괴롭혔다. 결과 발표일은 일부러 오프를 신청했다. 혹시라도 불합격하면 웃으면서 일할 자신이 없기 때문이었다. 결과는 오후 2시에 후생노동성 홈페이지에서 확인할 수 있었다. 합격자 발표일로부터 일주일 뒤에 집으로 합격 통지서가 날아온다. 집에만 있으니 시간이 느리게 흘러 너무 초조했다. 자꾸 시계만 쳐다보고 있자니 애가 타서 기분 전환할 겸 외출했다. 마트에 가서 장도 보고, 맥도날드에 들러 햄버거도 먹었다.

오후 2시, 후생노동성 홈페이지에 들어가 떨리는 손으로 수험번호를 입력하고 결과를 확인했다.

"합격"

해냈다! 점수를 보니 제법 여유 있게 통과했다. 작년보다 난이도가 낮았는데 아무래도 작년 국가시험에 떨어진 사람이 많아 올해는 비교적 쉽게 문제를 낸 모양이었다. 재빨리 가족에게 소식을 알렸다. 합격하니 엄마의 얼굴밖에 떠오르지 않았다. 엄마한테 이번에는 합격했다고 말씀드리자 정말 기뻐해 주셨다. 엄마는 "기쁜데, 간호사가 되면 진짜 일본에서 안 오겠네." 하며 슬퍼하셨다. 그 말을 들으니 마음이 아팠지만, 이제 목에 청진기를 두르고 새하얀 간호복을 입고 간호를 할 수 있다는 사실에 마음이 들떴다.

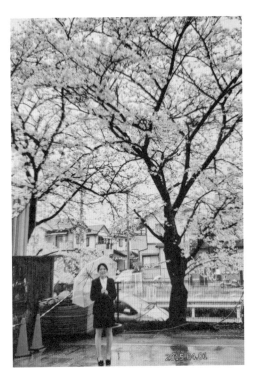

2015.04.01

간노시로서 입사한 첫날 벚꽃 나무 아래에서

말도 많고 탈도 많은 로테이션의 시작

일본의 신규 간호사 교육은 한국과 많이 다르다. 4월에 있는 오리엔테이션 때 병원의 11개의 병동 중 자신이 가고 싶은 병동 3곳을 지원한다. 병동을 돌아다니면서 일하고 나에게 맞는 병동을 발견하는 것이 로테이션 교육의 목적이다. 한 병동에서 한 달, 총 4개월 동안 신규 간호사 교육을 받는다 (1개월은 오리엔테이션, 3개월은 로테이션).

나는 로테이션 교육이 정말 효과적이고 매력적인 교육 시스템이라고 생각한다. 지원한 병동이 나와 잘 맞는지도 알 수 있고, 덤으로 병동 분위기까지 파악할 수 있으니 단점보다는 장점이 훨씬 많은 것 같다. 동기 중에는 원래 만성기 병동을 가장 선호했는데, 로테이션을 하다 보니 급성기 병동이 좋아져서 아예 진로를 바꾸는 경우도 있었다. 로테이션을 마치면 로테이션 돌았던 병동 가운데 한 곳을 지원할 수 있지만, 무조건 내가 원하는 병동에 배정되는 게 아니다. 인기 있는 병동은 신규 간호사가 몰리기 때문에 경쟁이 제법 치열하다. 인기가 많은 병동은 응급의료센터, 중환자실, 심장센터와 같은 급성기 병동이다. 그러니까 로테이션 때 병동 수선생님이나 선배 간호사에게 잘 보여야 한다.

외국인 간호사의 경우, 아직 일본어가 서툴기 때문에 로테이션을 시키지 않기도 한다. 나는 간호조수로 일했던 경력을 인정받아 로테이션을 할 수 있었지만, 내 동기 은수는 일본에 온 지 얼마 안 돼서 환자와의 커뮤니케이션이 비교적 적은 중환자실로 배정되었다. 나는 급성기 병동이 좋아서 응급종합내과, 중환자실, 응급의료센터, 이렇게 세 곳을 지원했다. 세 곳 모두 힘든 병동인데 괜찮냐고 걱정해 주는 동기도 있었지만, 적성에 안 맞는 병동에 있는 것도 고역이다. 차라리 바쁘면 바빴지, 일을 재밌게 하는 게 백배 천배 낫다.

로테이션 병동 발표일, 내가 지원한 병동은 모두 통과되었다. 가고 싶은 병동을 돌 수 있어서 정말 기뻤다. 그 기쁨도 잠시, 내게 엄청난 시련이 기다리고 있었다.

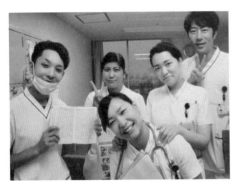

첫 번째 로테이션 프로젝터 선생님과 동기들

입원 오리엔테이션은 어려워

　첫 번째 로테이션 병동은 응급종합내과였다. 이곳은 일반 병동이기는 하나 응급의료센터에 갈 정도는 아닌 급성 경증 환자가 입원한다. 급성기 병동인지라 다른 병동보다 입퇴원이 잦아서 입퇴원 지옥을 맛볼 수 있다. 한 병동에서 한 달 동안 일하기 때문에 입원 오리엔테이션처럼 간단한 일은 대개 신규 간호사에게 시켰다. 병동에 들어온 지 이튿날에 선배가 오리엔테이션 팸플릿을 건네주었다. 팸플릿을 훑어보는데 설명해야 할 사항이 생각보다 많아서 깜짝 놀랐다. 3~4장으로 된 팸플릿과 각종 동의서까지 합하면 족히 5~6장이 넘었다.

　입원 오리엔테이션 팸플릿에는 주로 입원 시 준비물, 면회 시간, 식사, 외출 또는 외박, 목욕, 세탁, 냉장고 사용 등에 관한 내용이 적혀 있다. '팸플릿을 보고 그대로 읽으면 되는 거 아니야?' 하고 쉽게 생각하는 사람도 있겠지만, 일본인 앞에서 일본어를 읽는 것도 외국인에게는 쉬운 일이 아니다. 환자가 느닷없이 질문할 때도 바로 대답할 수 있어야 하므로 어느 정도 병동에 관한 지식과 일본어 실력이 뒤받쳐 줘야 한다.

실제로 선배 간호사가 시범을 보여줬는데. 생각보다 오래 걸리고 어려워서 머릿속에 아무것도 들어오지 않았다. 근무가 끝날 즈음에는 실로 엄청난 위기감을 느꼈다. 내가 준비가 안 된 상태에서 환자 보호자에게 입원 오리엔테이션을 하면 끝장이겠구나 싶었다. 간호조수 때 환자와의 커뮤니케이션에 어려움이 없었던 이유는 간호조수는 환자와 그리 심도 있는 대화를 나누지 않아서 그런 것 같았다. 괜히 로테이션을 한다고 했나 하고 조금 후회했다.

　　이럴 때 특효약은 연습밖에 없다. 퇴근하기 전에 선배 간호사에게 허락받고 입원 오리엔테이션 팸플릿과 각종 동의서를 챙겨서 집으로 가져갔다. 1년 넘게 일본에서 생활했는데도 모르는 단어가 너무 많았다. 그러고 보면 JLPT N1에 출제되는 단어 중에는 일상 속에서 쓸 만한 단어가 별로 없는 것 같다. 우선 아나운서 지망생처럼 똑같은 문장을 여러 번 따라 읽었다. 모르는 단어는 검색하고, 뭐부터 설명할지 순서도 정하고, 가장 중요한 사항은 뭔지 내 나름대로 오리엔테이션 루틴을 만들었다. 그리고 루틴을 토대로 실전처럼 보호자 앞에서 설명하듯이 연습했다.

　　다음 날 스스로 자원해서 보호자에게 입원 오리엔테이션을 했다. 처음에는 긴장해서 몇 번이나 버벅거렸는데 차츰 안정을 되찾았다. 대부분이 내가 서너 문장 말하면 내 이름표를 확인했다. 차라리 내가 외국인 간호사인 것을 알아봐 줬으면 좋겠다고 생각했다. 외국인 간호사가 아닌데 이렇게 버벅대면 간호사로서 신뢰도가 떨어지니 말이다. 오리엔테이션을 마치면 가끔 외국인이냐며 일본어 정말 잘한다고 칭찬해 주시는 분이 있기도 했다. 칭찬

받을 때마다 조금씩 자신감을 얻을 수 있었다.

간호사는 입원 오리엔테이션뿐만 아니라 환자, 보호자, 의사, 타 직종의 사람과도 대화를 나누어야 한다. 병원에서 자주 사용하는 단어나 의학용어는 그 자리에서 메모해서 틈틈이 외워야 하고 모르는 단어가 있으면 바로 물어봐야 한다. 처음에는 외울 단어가 너무 많아서 머리에 과부하가 오지만 그것도 시간이 지나면 차츰 익숙해진다.

정신이 쏙 빠지는 오픈 병원 준비

　내가 신규 간호사가 되고 몇 달 뒤에 병원이 이전하게 되었다. 채용 면접회 때 간호부장님께서 현재 새 병원을 짓는 공사 중이라는 이야기를 하셨는데, 마침내 건축이 완료된 것이다. 지금 있는 위치에서 조금 멀리 떨어진 곳에 있고 총 11층에, 병상 수도 473병상으로 늘어났다. 그리고 간호부장님께서 목소리에 힘주며 강조한 닥터 헬기 착륙장까지 구비했다. 낡고 허름한 병원에서 최첨단 시설과 기술을 자랑하는 병원으로 다시 태어난 것이다.

　신규 간호사는 병동에 구비된 약, 수액, 주사기 등 간호조수분들이 취급할 수 없는 의료용품을 상자에 담는 일을 했다. 병동에 물품이 얼마나 많던지 상자 수십 개가 만들어졌다. 상자를 한쪽에 정리해 두면 늦은 밤에 회수해 새 병원으로 옮겨 놓는다고 했다. 온종일 청소하고 짐 싸고, 청소하고 짐싸고를 반복했다. "앞으로 오픈 병원에 취직하는 일은 다시는 없다."라고 중얼댔다.

　대망의 이삿날, 신규 간호사들은 새 병원으로 집합했다. 신규 간호사들은 담당 환자가 없으니 병동에 올라갈 필요가 없었다. 그 대신 특별한 임무가 주어졌다. 1층 현관으로 옮겨지는 침대를 모두 베드메이킹하는 것이었다. 2명씩 짝을 짓고 큰 화물차에 침대가 실려 오는 족족 베드메이킹을 했다. 처음 한두 번은 재밌었는데 점점 쌓이는 침대들을 보며 웃음을 잃어 갔다. 그렇게 오전 내내 계속 베드메이킹을 했다.

특별한 임무가 끝나고 점심을 먹은 뒤에 로테이션을 돌고 있는 응급종합내과로 향했다. 병동에 도착하자마자 이전 병원에서 가져온 상자를 풀었다. 선반이나 서랍에 물건을 채우고 창고에 물건을 쌓았다. 한창 청소하는데, 간호사 스테이션에서 가장 멀리 떨어진 병실에서 소란이 일어났다. '무슨 일이지?'하고 확인하러 가는데 이미 그 주변은 아수라장이었다. 응급 카트와 AED(자동제세동기, Automated External Defibrillator)를 끌고 뛰어가는 간호사가 보였다. 관내 방송에 "응급종합내과 CPR, 응급종합내과 CPR."이라고 스피커에서 흘러나왔다. 그때 응급 상황이라는 걸 알아챘다. 환자는 CPA(심폐 정지, CardioPulmonary Arrest) 상태였고 CPR(심폐소생술, CardioPulmonary Resuscitation)이 필요한 상황이었다.

물품도 다 정리되지 않은 상황에서 모두 우왕좌왕하고 있었다. 다행히 응급 카트는 그대로 가져와서 문제없었지만, 응급 카트에 없는 물품을 찾는데 시간이 좀 걸렸다. 방송하고 얼마 지나지 않아 파란색 스크럽을 입은 응급의료센터 간호사가 달려왔다. 병동 간호사들은 안심한 듯 응급의료센터 간호사에게 자리를 내주었다. 아무래도 병동에서는 기관 내 삽관이나 응급 처치를 할 기회가 적으니 응급 처치는 맡기는 듯했다. 조용히 그 현장을 지켜보는데 옆에 서 있던 내 프리셉터 간호사가 말했다.

"선아 씨, 응급의료센터 간호사 되고 싶다 했지? 잘 봐 둬, 응급 상황에 침착하게 대응하기 쉽지 않아. 마음 단단히 먹어."

처음 로테이션 시작할 때 프리셉터 선배에게 응급의료센터에 가고 싶다고 말한 적이 있었는데, 잊지 않은 모양이었다. 몇 분 뒤, 환자는 다시 심장이 뛰기 시작했고 곧바로 심혈관 카테터실로 옮겨졌다. 카테터 치료가 끝나고 바로 응급의료센터 ECU(Emergency Care Unit, 응급 전용 치료실)로 옮겨졌다. 폭풍우가 한차례 지나가고 나는 홀로 응급 카트 물품을 다시 채워 놓으며 아까 응급 상황을 회상했다. 응급의료센터 간호사가 '정말 멋있다!'라는 느낌보다는 '응급 상황에도 적극적으로 행동해야 하는 용기와 책임감이 필요한 직업이구나.'라는 생각이 들었다. 중압감과 압박감이 내 가슴을 짓눌렀다.

첫 인시던트 리포트를 쓰다

간호사라면 누구나 눈물의 인시던트 리포트를 써 본 적이 있을 것이다. 인시던트 리포트란, 의료시설에서 발생한 모든 의료사고를 기록한 리포트다. 인시던트 리포트를 쓰는 목적은 원인을 객관적으로 파악하고 사고 재발을 방지하기 위함이다. 완료된 리포트는 다른 간호사도 읽는데, 이는 앞으로 똑같은 사고가 발생하지 않도록 주의하기 위해서다.

내 인생의 첫 인시던트 리포트는 A-line(동맥관, Arterial-line) 발거 사고였다. 응급종합내과 로테이션을 마치고 중환자실 로테이션을 시작했다. 일반 병동에서 중환자실에 왔는데 중환자실 특유의 무거운 분위기에 숨이 턱 막혔다. 일반 병동은 움직이고 대화하는 환자가 많아서 조금 소란스러운 분위기지만, 중환자실은 환자의 안전을 위해 환자를 약물로 재우고 있어서 병동이 고요했다. 간호사들이 이야기를 나누는 소리와 모니터 알람 소리가 전부였다. 개인적으로 중환자실 로테이션이 가장 힘들고 괴로웠다. 공부할 양도 어마어마하게 많았고 인공호흡기나 ECMO(체외막산소화장치, Extra-Corporeal Membrane Oxygenation), IABP(대동맥내풍선펌프, Intra-Aortic Balloon Pump) 등 복잡하고 조작하기 까다로운 장치를 몇 대씩 몸에 꽂고 있어서 보기만 해도 식은땀이 삐질삐질 났다.

눈물의 인시던트 리포트를 쓴 날은 야간 근무였다. 두 번째 로테이션을 돌기 시작하면 한두 번 야간 근무를 하게 했다. 내가 담당할 환자는 대동맥 박리 수술 후 경과를 지켜보는 바이탈이 안정된 70대 남성이었다. 중환자실은 1시간마다 바이탈을 체크하기 때문에 수시로 방을 왔다 갔다 했다. 새벽 5시쯤 바이탈 체크를 하려고 방에 들어갔는데, 환자 오른손의 억제대가 풀려 있었다(환자의 안전을 위해 보호자의 동의를 구하고 억제대를 착용한다). 억제대가 풀린 손은 왼손 A-line이 꽂힌 쪽에 가 있었다. 자세히 보니 A-line이 빠져서 피가 조금씩 흘러나오고 있었다. 깜짝 놀라서 한 손으로 환자의 손을 꽉 잡고, 한 손으로 A-line 삽입 부분을 꾹 눌러 지혈했다. 믿기지 않는 상황에 기절초풍할 뻔했다.

A-line이 빠지고 내가 빨리 발견해서 침대가 피바다가 되는 참사는 일어나지 않았다. 급하게 큰 소리로 도와달라고 선배를 불렀다. 선배는 무슨 일이냐며 급하게 달려왔다. 선배는 침착하게 모니터를 보며 A-line의 파형이 사라진 것을 확인하고는 당직 의사를 불렀다. 의사가 도착할 때까지 제대로 지혈하기 위해 Stepty(지혈 밴드)를 가져와 붙이고 몇 분 동안 꾹 눌렀다. 잠이 덜 깬 상태로 달려온 의사는 어차피 조만간 발거할 환자였다며 지금 그대로 A-line을 빼자고 해서 다시 삽입할 필요는 없었다.

날이 밝고, 그 환자는 A-line이 없어졌으니 더는 중환자실에 있을 이유가 없어 일반 병동으로 이동했다. 모든 담당 환자의 간호 기록까지 쓰고 나서 선배와 함께 인시던트 리포트를 썼다. 리포트를 써 내려가는데 꼼꼼하게 환자를 살펴보지 못한 내가 너무 한심하고 바보 같았다. 선배는 앞으로 이런 일이 없도록 주의하면 된다고 날 다독여 주었지만, 모든 게 내 잘못 같아서 나를 향한 원망이 멈추지 않았다.

병원은 정말 한 치 앞도 예상할 수 없는 곳이다. 앞으로 간호사로 살아가면서 얼마나 사고를 치고, 어떤 사고가 일어날지 모르겠다. 그래서 간호사에게 가장 필요한 것은 강인한 정신이다. 사고 예방을 위해 최선을 다하고, 어떠한 사고가 일어나도 침착하게 해결하고 견디는 단단한 간호사가 되고 싶다.

상처 받지 말자, 꿋꿋하고 당당하게

병원에서 일하면서 딱 한 번 인종차별과 비스름한 일을 당한 적이 있다. 중환자실 로테이션 막바지에 들어섰을 때의 이야기다. 70대 남자 환자가 저칼륨혈증으로 중환자실에 입원했다. 야근 간호사에게 인수인계를 받고 담당 환자에게 인사하러 갔다. 의식은 또렷한 환자였지만 중환자실에서 며칠 정도 입원하다 보니 섬망이 있는 상태였다.

"안녕하세요. 오늘 OO씨를 담당하게 된 간호사입니다. 잘 부탁드립니다."

나는 간단하게 인사하고 바이탈을 재고 나왔다. 그때까지만 해도 아무 말씀 없이 침대에 누워 계셨다. 점심 12시 즈음 수액 펌프가 요란하게 울리길래 혼자서 수액을 교환하러 갔다. 환자에게 수액을 교환하러 왔다고 설명한 뒤에 교환하려고 하는데, 환자는 나를 빤히 쳐다보며 말했다.

"너, 그거 무슨 약인지 알아?! 일본어 읽을 수 있어?! 너 말고 일본인 불러!"

내가 지금 무슨 말을 들은 거지? 놀라서 어안이 벙벙했다. "네?"하고 다시 한번 물었다. 대답은 똑같았다. 외국인은 여기서 나가라는 말이었다. 당황해서 수액을 교환하지도 못한 채 선배를 부르러 갔다. 아무래도 내가 외국인이라는 사실이 미덥지 않은 듯했다. 환자 입장에서는 일본어가 서투른 외국인이 약을 다루는 것이 걱정될 수도 있다. 백번 이해한다. 일본어를 잘 못해서 환자에게 피해를 줄 수 있고, 의료사고를 일으킬 수 있으니 말이다. 게다가 그 환자는 섬망이 있는 상태였으니 이런 상황을 객관적으로 봐줄 만큼의 정신 상태가 아니었을 것이다. 그리고 사실 병원이 아닌 다른 데서 만났으면 그런 심한 말은 하지 않았을 수도 있다.

선배에게 OO씨가 저한테 이런 말을 했으며, 내가 마음에 들지 않는다고 하니 저 환자를 담당하지 못할 것 같다고 솔직하게 털어놨다. 선배도 이런 일은 처음 겪는 눈치였다. 선배 혼자서 판단하기 어려워 수선생님께 상담했다. 자초지종을 듣고 수선생님도 당황한 듯했고 혹시 내가 상처 받았을까 봐 걱정하셨지만, 나는 솔직히 담담했다. '외국인이 타국에 살면서 이런 일은 한 번쯤 겪을 수도 있지.'하며 마음에 두지 않았다. 상처를 하나도 받지 않았다고 하면 거짓말이겠으나 울고불고 누구에게 따질 만큼 큰 사건은 아니었다. 결국 수선생님께서는 그 환자의 담당 간호사를 바꿔 주셨다. 그리고 현재는 상태도 좋으니 섬망이 더 심해지기 전에 일반 병동에 올리는 것이 낫겠다고 판단하여 환자는 다음 날 일반 병동으로 옮겨졌다.

무례한 환자를 만났을 때는 혼자서 끙끙대지 말고 윗사람과 상담하는 것이 가장 현명한 대처 방법이다. 그리고 한국을 떠나 외국에서 사는 이상, 인종차별을 받을 수도 있다는 마음가짐으로 평소에 대비하고 있는 것이 정신건강에 좋다.

날 울리는 인수인계

　신규 간호사가 가장 무서워하고 두려워하는 시간은 아마도 인수인계가 아닌가 싶다. 인수인계는 반드시 인계해야 할 내용을 간결하고 이해하기 쉽게 전달하는 게 아주 중요하다. 신규 때, 선배에게 인수인계할 때마다 수첩에다가 열심히 대본을 만든 다음에 그걸 발표하듯이 인수인계했다. 아무리 내용을 잘 정리해도 선배 앞에만 서면 머리가 새하얘지고 중요한 인계 사항을 빼먹기 일쑤였다. 일본어로 말해야 하는지라 더 혼란스러워서 버벅댔다.

　개인적으로 중환자실 인수인계가 제일 어렵다고 생각한다. 중증 환자는 인공호흡기나 인공 혈액 투석기, 심폐 순환기기와 같은 기계뿐만 아니라 여러 약물을 지속적으로 투여하기 위해 몸에 여러 라인이 연결되어 있다. 그래서 인수인계할 것도 많아서 인계하는 시간도 오래 걸린다. 중증 환자를 인수인계할 때는 침이 바싹 마르고 자꾸 말이 떨렸다. 이건 시간이 지나도 좀처럼 익숙해지지 않았다.

　중환자실에서 나는 자신감이 점점 사라지는 나날을 보내고 있었다. 그러던 어느 날, 인수인계 도중에 선배가 난데없이 버럭 화를 냈다. 놀라서 어안이 벙벙한 나에게 목소리가 작아서 하나도 안 들리고 일본어 발음이 어눌하다고 지적했다. 인공호흡기 모드 CPAP을 '씨-팝'이 아니라 '씨팝'으로 발음했다고 혼낸 것이다. 그때부터 페이스가 흔들려서 아무것도 들리지 않았다. 프리셉터 선배는 혼이 빠져 굳어 버린 내가 가여워 보였는지 대신 인수인계를 해 주었다.

인수인계가 끝나고 몰래 휴게실에서 울었다. 내가 잘한 건 없었지만, 그렇게 큰 소리로 화낼 필요가 있었나 싶었다. 부끄럽기도 하고 억울하기도 했다. '씨-팝'이나 '씨팝'이나 비슷하지 않은가? 프리셉터 선배는 네가 외국인이니까 발음은 어쩔 도리가 없지만 목소리는 더 크게 하라고 조언해 주었다. 2년 차가 되고 나서야 인수인계도 떨지 않고 하게 되었다. 응급실에서 하루에 수십 번씩 인수인계를 하다 보니 상황과 환자에 따라 로봇처럼 말이 술술 쏟아졌다.

인수인계는 많이 할수록 좋아진다. 우선 상대방이 알고 싶은 정보가 뭔지 예상하고 간호 기록에 쓰여 있는 사항이나 상대 간호사도 이미 알고 있는 내용, 반복되는 내용은 피한다. 간단하게 특이 사항만 말하는 것이다. 특이 사항이란 환자의 상태, 추가된 지시나 변경된 지시, 사전 동의 내용, 치료나 처치, 검사를 받은 후의 상태와 결과, 아직 간호 기록에 쓰지 못한 중요한 사항을 말한다. 인수인계를 받는 사람이 상대방에게 가장 듣고 싶은 것은 간호 기록에 없는 내용이라고 한다.

일본 병원에는 인계장이 따로 없으므로 나만의 인계장을 만드는 것도 좋다. 인수인계 10분 전에 인계할 내용을 나열한 뒤 중요도에 따라 순서를 바

꿔서 전한다. 틀려도 자신감 있게 또박또박 큰 목소리로 인수인계만 해도

좋은 인상을 얻을 수 있다.

병동에서 독일어를 써요?

간호 학생 시절, 매주 수요일에 의학용어 쪽지 시험을 보곤 했다. 근골격계, 피부계, 신경계, 내과계, 외과계 등 파트별로 수업을 받고 그다음 주에 쪽지 시험을 치렀다. 전날 밤부터 당일까지 쉼 없이 외웠다. 임상 실습을 나가기 전에는 가게 될 병동에서 잘 쓰는 의학용어를 한 번 더 복습했다. 처음 임상 실습을 나갈 때, 만반의 준비를 하고 인계를 들었는데 경악했다. 의학용어를 글로 배워도 어쩔 수가 없다는 사실을 깨달았다. 이걸 알아듣고 입으로 말해 보는 시험은 없었으니 인계받을 때 90% 정도나 못 알아들었다. 나뿐만 아니라 모든 간호 학생이라면 공감할 것이다. 처음 인수인계를 했을 때 느낀 혼란과 좌절감은 이루 말할 수가 없다. 그러다가 몇 번 반복해서 들으면 금방 알아듣게 된다.

일본 간호사가 되자고 마음먹었을 때, '일본 영어 발음은 한국 영어 발음과 다르니까 못 알아들으면 어떡하지?'라고 걱정하기도 한다. 하지만 일본은 영어 의학용어를 잘 쓰지 않는다. 놀랄 분도 많을 듯하다. 나 또한 일하면서 알게 된 사실이다. 아예 영어 의학용어를 쓰지 않는 것은 아니고 영어 의학용어보다 일본어 의학용어를 주로 사용한다. 예를 들어 흔히 한국에서는 폐렴을 '뉴모니아(Pneumonia)'라고 하는데 일본에서는 '하이엔[肺炎]'이라고 한다. 인수인계할 때도, 진료의뢰서에도, 진단서에도 폐렴은 하이엔이다.

일본어 의학용어와 더불어 독일어 의학용어도 자주 쓰인다. 일본이 서양의학을 배우기 시작할 때 독일 의학을 많이 참고했다고 한다. 그래서 크게 영향을 받은 것으로 보인다. 예를 들어 병동에서는 퇴원을 '타이인[退院]'보다 '엔토(ENT)'라고 한다. 이는 독일어 'Entlassen(퇴원)'의 약자다. 또 일본에서 포도당을 흔히 '부도토[ブドウ糖]'라고 하지만, 일본 병원에서는 '춧카[ツッカ]'라고 한다. 이 또한 독일어 'Zucker'에서 유래되었는데, 포도당 또는 포도당 수액이라는 뜻이다. 실제로 병동에서 "ブドウ糖ください(포도당 주세요)."라고 말하면 못 알아듣는 것은 아니지만 순간 "응?"하고 당황하게 만든다. 그 밖에도 '아나무네[アナムネ]'라는 의학용어도 독일어 'Anamnese'에서 유래되었다. 아나무네는 과거병력 또는 진료하기 전에 초진 환자에게 묻는 문진을 뜻한다. 지금까지 언급한 독일어 의학용어는 모두 일본 병동에서 많이 쓰인다.

한번은 이런 일이 있었다. 간호조수 시절에 어느 간호사와 함께 의사가 기록한 차트를 보고 있었다. 영어로 3줄 정도 기록돼 있었다. 간호사 중에서 유일하게 나만 그 기록을 읽을 수 있었다. 대학교를 졸업하고 1년도 채 지나지 않았으니 영어 의학용어를 가장 잘 기억할 때였다. 그때 사람들의 눈이 반짝이면서 다시 봤다고 칭찬해 주었다. 나는 너무 쑥스러웠지만, 내심 기분은 좋았다. 한국인은 원래 영어를 잘하냐고 묻자 나는 학생 때 매주 한

번 의학용어 시험을 보고 임상에서도 영어 의학용어로 인수인계한다고 말했다. 그러자 일본 간호 학생도 의학용어를 배우지만, 임상에 와서는 잘 안 쓰니까 점점 잊어버리게 된다고 했다.

그렇다고 '일본 병원은 영어 의학용어를 쓰지 않으니까 안 외워야지.'라고 생각하면 손해다. 나처럼 알고 있으면 어디서 반드시 도움이 되기 때문에 공부해 두는 것이 좋다. 그리고 만약에 일본 병원에 적응되지 않아서 다시 한국 병원으로 복귀할 때 몹시 고생할 수 있으므로 평소에 의학용어의 감을 놓치지 말도록 노력하자.

TIP 재밌는 일본 의학용어 은어

일본 임상에서 의료인이 자주 쓰는 은어를 알아보자.

· 빈맥[タキる]

맥이 빠르다는 것을 의미하는 'Tachycardia'의 'Tachy'에서 유래된 'タキ' 뒤에 일본 동사의 활용 어미 '一る'가 붙어서 'タキる'처럼 복합 동사로 쓰이고 있다.

(예) 脈がタキっています。(맥이 빨라요.)

· 동맥혈 산소포화도[サーチ]

체내 헤모글로빈과 결합하는 산소량의 비율을 나타내는 동맥혈 산소포화도, 'SpO2' 또는 'Saturation(한국: 세츄레이션, 일본: 사츄레이숀)'을 의료진은 흔히 '사-치[サーチ]'라고 말한다.

(예) 今、サーチどれぐらいですか？(지금 세츄레이션 어느 정도입니까?)

· 혈당 체크[デキスターチェック]

'デキスター'는 일본의 간이 혈당 측정기 중 하나인데, 상품명이다.

· 체온(KT)

우리나라에서는 흔히 체온을 'BT(Body Temperature)'라고 하는데 일본에서는 'KT'라고 한다. 독일어 'Korpertemperatur'에서 유래되었다.

(예) KT: 36.5℃

· **소변량(Hr)**

소변을 의미하는 독일어 'Harn(하룬)'에서 유래되었다. 병동이나 중환자
실 간호 기록에서 흔히 볼 수 있다.

(예) Hr: 500mL/8h

· **항암 화학치료[ケモ]**

'Chemotherapy(키모테라피)'는 화학치료 중 흔히 항암에 대한 화학치료
를 가리키며, 일본에서는 '케모테라피[ケモセラピー]'라고 한다.

(예) ケモ中の患者さんです。 (항암 화학치료를 받고 있는 환자입니다.)

· **바이러스[ウイルス], 백신[ワクチン]**

우리나라는 'Virus'를 영어 발음으로 '바이러스'라고 하지만, 일본에서는
라틴어 발음으로 '우이루스[ウイルス]' 또는 '위루스'라고 한다. 이처럼 '예
방접종(Vaccine)'도 우리나라에서는 영어 발음으로 '백신'이라고 하지만,
일본에서는 라틴어 발음으로 '와쿠친[ワクチン]'이라고 한다.

일본어로 간호 기록을 쓰라고?!

右大腿骨転子部骨折と診断された70代の患者さん
우측 대퇴골 전자부 골절 진단을 받은 70대 환자

S: お腹が痛いです。
배가 아파요.

O: HR: 70台 BP: 120台 KT: 36.5
심박수: 70대, 혈압: 120대, 체온: 36.5

RAにてSpO₂: 99%以上
RA(Room Air)에서 SpO₂: 99% 이상

下腹痛あり 嘔気なし 嘔吐なし
하복부통 있음, 구역질 없음, 구토 없음

4日も排便がない
4일이나 배변이 없음

下腹部に硬い便塊が触れる
하복부에 단단한 변 덩어리가 만져짐

A: 動くと足の痛みがひどくなるため、

움직이면 다리 통증이 심해지므로

ほぼベッドの上で生活している

거의 침상에서 생활함

便秘の可能性が高い

변비일 가능성이 큼

P: 下剤を検討する

설사약을 검토한다

腹部マッサージを行う

복부 마사지를 시행한다

必要であれば摘便を行う

필요하면 손가락으로 변을 빼낸다

병원마다 병동마다 간호 기록을 쓰는 법은 천차만별이고 대부분 전산 기록이다. 수기로 간호 기록을 작성하는 곳은 주로 소규모 의료시설이다. 일본 병원도 한국 병원처럼 수기 기록에서 전산 기록으로 바뀌는 추세다. 보통 병동에서는 SOAP 양식으로 간호 기록을 남기는데, 예를 들어 변비를 호소하는 환자는 위와 같이 쓴다.

특수 병동일수록 간호 기록은 더욱 어려워지고 복잡해진다. 간호사가 쓰는 기록은 크게 간호 기록과 간호요약기록[看護サマリー], 두 가지가 있다. 간호요약기록은 담당 환자가 병동이 바뀔 때나 퇴원할 때 작성하는데 환자의 병력이나 간호 정보를 요약해 기록한다. 단기간 입원한 환자는 몇 줄만

96

간략하게 써서 제출하면 되지만, 장기간 입원한 환자의 경우 A4용지 1~2장을 쓰기도 한다. 장기간 입원하며 이벤트가 많았던 담당 환자가 다른 병원으로 이송될 때, 간호요약기록을 정리하는 데 한 시간 정도 걸렸다. 당연히 그날은 잔업을 하게 되었다.

신규 간호사 때는 간호 기록을 쓰는 게 아주 곤욕이었다. 나는 일본어가 편하지 않다 보니 다른 동기보다 시간이 두 배나 걸렸다. 일본어 작문은 옛날에 일본인 친구에게 편지를 써 본 게 전부였다. 기록하고 싶은 것을 간략하게 썼는지, 적절한 한자를 썼는지, 문어체로 썼는지를 구분해서 쓰기가 만만치 않았다. 회화와 작문은 다른 영역이므로 작문도 충분한 연습이 필요하다.

간호사나 의사, 다른 의료인도 간호 기록을 참고하므로 부담감이 커서 좀처럼 빠르게 써지지 않았다. 어느 날은 간호 기록에다가 환자가 다른 병동으로 이동해서 간호요약기록까지 써야 했다. 간호 기록은 어찌어찌해서 작성했는데, 간호요약기록은 쓰는 방법을 몰라서 막막했다. 그렇다고 병동에서 정한 간호요약기록 서식이 있는 게 아니었다. 같이 근무한 간호사들은 모두 퇴근하고 나와 프리셉터 선배만 병동에 덩그러니 남아있었다. 한두 줄 쓰고 쩔쩔매는 내가 불쌍해 보였는지 선배는 결국 내게 말했다.

"쓰기 어렵지? 이제 내가 쓸게. 넌 퇴근해도 돼. 괜찮아."

내 일을 선배에게 맡기고 좀처럼 발이 떨어지지 않았지만, 더는 선배에게 민폐를 끼칠 수 없는 노릇이었기에 죄송하다고 말씀드린 뒤 집으로 돌아갔다. 집으로 가는 내내 '일본어를 더 잘했더라면…', '그냥 한국에서 간호사 할걸.'이라고 생각하며 나 자신이 미웠다. 그날이 지금도 잊히지 않는다. 그날부터 어떻게 하면 간호 기록을 빠르고 정확하게 쓸 수 있을지를 많이 고민했다. 컴퓨터 앞에 앉아 간호 기록을 많이 읽고, 인터넷에 간호 기록 잘 쓰는 방법을 검색했다. 그리고 서점에서 간호 기록이나 간호 사정과 관련된 책을 사서 증상별, 질병별, 파트별로 공부했다. 확실히 여러 번 써 보고 공부하다 보니 차츰 간호 기록을 쓰는 일도 두렵지 않게 되었다. 우리는 현지인보다 두 배는 더 노력해야 한다는 사실을 잊지 말자.

📍 TIP 간호 기록을 잘 쓰는 방법

① 병동이 한가해지는 시간을 노려 컴퓨터 앞에 앉아 간호 기록을 읽는다. 입원 환자 50명의 기록을 하나하나 샅샅이 살펴본다.

② 그러다 보면 자주 쓰는 표현이나 단어가 눈에 띄기 시작한다. 그런 단어는 바로 메모하고 집에서 뜻을 찾아본 뒤에 활용한다.

③ 써먹을 만한 간호 사정이나 간호 계획은 통째로 외운다.

④ 간호 기록을 쓸 때는 다른 간호사의 간호 기록을 참고한다. 서식을 그대로 복사해서 붙여 넣고 티 나지 않게 수정하는 것도 좋은 방법이다.

⑤ 작성하고 나서 동기에게 보여 주고 교정받는 것도 좋다. 프리셉터에게 검사받기 전에 동기에게 이상한 표현이 있으면 알려달라고 한다.

이렇게 몇 번 반복하면 간단한 간호 기록 정도는 식은 죽 먹기다. 신규 때는 간호 기록 때문에 속이 새까맣게 탈 것이다. 일본인 동기들도 어려워하고 애먹는 건 모두 똑같다. 익숙해지는 데는 시간이 걸리겠지만, 차근차근 정확히 쓰려고 노력하자.

병동 간호 기록은 SOAP 방법으로 작성한다. 응급실은 시간 경과 기록으로 작성한다. 더 상세하게 설명하자면 다음과 같다.

주관적 정보 S(Subjective data)	환자가 호소하는 말, 가능하면 환자가 말한 그대로 적는다.	息が苦しい (숨쉬기 힘들어요) 熱っぽい (몸이 뜨거워요) 痰が絡む (가래가 끓어요)
객관적 정보 O(Objective data)	간호사가 관찰하고 측정한 정보. 활력징후, 검사 결과 등이 있다.	SpO$_2$: 92% 黄色い痰 (노란 객담) KT : 38.0℃ (BT : 38.0℃)
평가, 사정 A(Assessment)	S와 O에서 얻은 정보로 분석하고 고찰해 문제를 명확히 한다.	高熱、SpO$_2$低下著明、呼吸 困難を訴えため肺炎を疑う (고열, SpO$_2$ 저하 뚜렷함, 호흡곤란을 호소하므로 폐렴이 의심됨) 高熱により自己排痰困難。 看護師による吸引が必要 (고열로 객담 배출 곤란. 간호사가 객담을 흡입할 필요가 있음)
계획 P(Plan)	문제를 해결하고자 고안한 간호 계획이다. 간호사가 시행하는 내용을 구체적으로 쓴다.	担当医に報告する (담당의에게 보고한다) 吸引を行う (객담을 흡입한다) 体位ドレナージを行う (체위 배액을 시행한다)

내 한국인 친구

은수는 우지도쿠슈카이병원에 같이 입사하게 된 내 동기이자 소울메이트다. 사실 친한 일본인 친구는 많았지만, 정말 내 속마음까지 공유할 수 있는 친구는 없었다. 한국·일본 친구들 가운데서 가장 단기간에 친해진 친구가 은수다. 나는 일본에서 두 번째 국가시험을 치르기 전에 처음으로 은수와 인사를 나누었다. 은수는 이미 한국에서 면접은 끝내고 내정 확정이 됐으니 병원을 견학하러 왔다고 했다. 나는 한창 바쁘게 청소하다가 불려 가서 꼴이 말이 아니었다. 멋진 간호사 모습을 보여 주고 싶었는데 조금 창피했다.

그날 밤 퇴근한 뒤 은수와 일본 간호사 취업 컨설팅 회사 관계자분과 함께 병원 근처에 있는 일식집에서 밥을 먹었다. 처음에는 어색해 서먹서먹했는데 병원 이야기와 국가시험 이야기로 금방 마음의 벽을 허물 수 있었다. 그리고 견학을 끝내고 다음 날 은수는 한국으로 돌아갔다. 헤어지기 전에 우리는 둘 다 국가시험에 합격해서 반드시 동기로 입사하자고 다짐했다. 한국인 동기가 생긴다니 상상만 해도 기분이 날아갈 듯 기뻤다. 같이 노래방도 가고, 같이 한국 요리도 만들어 먹으면 금방 좋은 친구가 될 것 같았다.

무엇보다 한국어로 대화할 수 있다는 점이 좋았다.

우리는 당당히 국가시험에 합격했다. 나는 합격 통지서까지 확인하고 나서야 안심하고 더 좋은 맨션으로 이사했다. 그런데 간호부장님께서 은수에게 나와 같은 맨션으로 이사하라고 하셨다. 내가 이 주변도 잘 알고 병원에 대해서도 잘 파악하고 있으니 서로 같은 맨션에 지내면서 많은 정보를 공유하라는 뜻이었다. 나로선 오히려 좋았다! 틈만 나면 은수네로 놀러 가서 술 한잔 마시며 수다 떨거나, 맛있는 음식이 있으면 서로 나눠 먹을 수도 있었다.

우리는 간호사가 되고 매일같이 만나 이야기도 나누고 정보도 교환했다. 말 그대로 영혼의 단짝이었다. 병원에 입사하고 나서는 껌딱지처럼 붙어 다녀서 다른 동기로부터 "너네는 왜 둘이서만 붙어 다니냐?"라는 질투 아닌 질투의 말도 들은 적이 있다. 병원에서 안 좋은 일이 있으면 바로 연락해 노래방에서 밤을 새우고, 훌쩍 여행을 떠났다.

"한 명의 진정한 친구는 천군만마와도 같다."라는 말도 있다. 다사다난했던 간호사 생활 가운데 우리는 함께 기쁨을 나누니 배가 되고 슬픔도 나누니 반이 되었다.

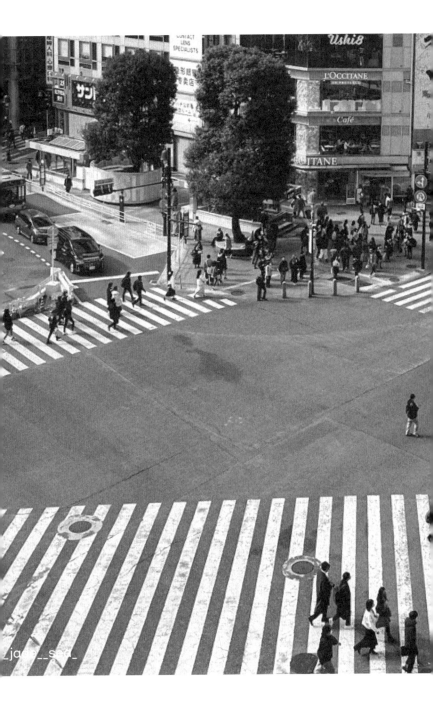

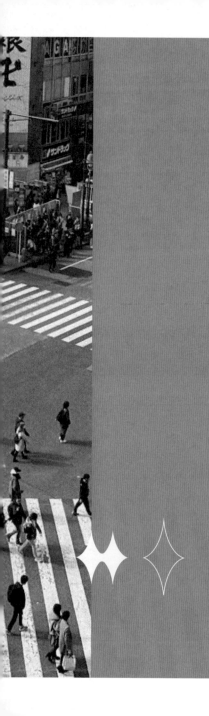

4장

파란만장,

응급의료센터
간호사로
살아남기

로테이션 끝! 나도 이제 응급실 간호사!

진짜 말도 많고 탈도 많았던 로테이션이 끝났다. 응급종합진료과, 중환자실, 응급의료센터 이렇게 응급 병동 그랜드슬램을 달성했다. 지금 생각해보면 일본어도 서투른 외국인이 왜 그렇게 겁도 없이 바쁘고 힘든 병동만골라서 지원했는지 웃음만 나온다. 로테이션이 끝났으니 희망하는 병동만고르면 끝이었다. 나는 당연히 응급의료센터에 지원했다. 일본어가 되든 안되든 상관없었다. 내 머릿속은 응급의료센터밖에 없었고, 그곳에 배정되지않으면 당장 짐을 싸서 한국에 갈 생각이었다. 응급의료센터에서 로테이션할 때 간호사 선배들에게 "전 무조건 여기 지원할 거예요. 로커 하나 비워두세요." 하고 김칫국을 한 사발 들이켜며 떠벌렸다.

로테이션이 끝난 다음 날 회의실에서 로테이션 수료식을 했다. 오랜만에간호사 동기들이 모여서 기분이 들떴다. 모두의 최대 관심은 자신이 원하는병동에 갈 수 있을지 없을지였다. 원하는 병동에 못 가면 그만둔다는 둥 울어 버린다는 둥 몹시 걱정하는 눈치였다.

간호부장님께서 장미꽃 한 송이와 수료장을 나누어 주신 뒤에 축하의 말씀이 이어졌다. 아무 사건 사고 없이 로테이션을 마쳐 감사하다는 이야기였다. 그리고 대망의 병동 발표가 되는 순간이었다. 신나게 떠들고 있던 동기들의 입이 닫히고 회의실이 고요해지면서 미묘한 긴장감이 맴돌았다. 모두 마른침을 꿀꺽 삼켰다.

각자의 이름이 호명되며 병동 부서가 발표될 때 동기들의 희비가 엇갈렸다. 웬만하면 원하는 병동에 배정되지만, 인기가 있는 병동은 경쟁률이 치열해서 떨어지기도 한다. 지원한 병동에 붙은 동기는 환호하며 펄쩍펄쩍 뛰었지만, 떨어진 몇몇 동기는 울음을 터트렸다. 내 친구 루나가 중환자실에 지원했다가 떨어졌다. 그때 중환자실 인기가 제일 좋았던 걸로 기억한다. '올해는 왜 하필 중환자실이 인기가 많아서 내 친구가 떨어진 건지….' 친구가 엉엉 우는 모습을 보니 마음이 아팠다. 내 순서가 다가오는데도 울고 있는 루나를 달래주느라 정신이 없었다.

나는 한국에서 면접 봤을 때 간호부장님께 응급실 간호사가 되겠다고 강하게 어필한 덕인지 몰라도 다행히 응급의료센터에 붙었다. 지난 1년 반 동안 고군분투했던 날들이 주마등처럼 스쳐 지나갔다. 기쁘면서 울컥하는데 그때의 심정을 말로 형용할 수 없었다. 나를 포함한 6명의 동기가 응급의료센터로 가 선배 간호사에게 인사를 했다. 나를 본 선배들이 진짜 왔냐며 반갑게 맞아 주었다. 그러고 회의실로 돌아와 앞으로 함께할 동기들과 진지한 이야기를 나누었다. 다음 날 아침, 특수 병동 간호사만 입을 수 있는 남청색 스크럽을 딱 입고 4층 응급의료센터로 향했다. 설렘 반 두려움 반으로 가슴이 터지는 줄 알았다. 응급의료센터 입구의 자동문이 열리고 병동 안으로 걸어 들어갔다.

"안녕하세요. 오늘부터 응급의료센터에서 일하게 될 간호사 이선아입니다. 잘 부탁드립니다."

응급의료센터를 소개합니다

내가 근무한 응급의료센터[救急救命センター]는 크게 병동과 외래로 나뉜다. 병동은 ECU(Emergency Care Unit, 응급 전용 치료실)와 HCU(High Care Unit, 고도 치료실), 경증 병실, 이렇게 세 가지로 구성되고 외래는 응급실과 시간 외 외래로 구성된다.

ECU에는 중증 호흡기질환, 뇌혈관질환, 심질환, 급성 약물중독, 중증 외상, 광범위한 화상 등 다양한 응급 환자가 입원한다. HCU는 중환자실만큼은 아니지만 일반 병동에서는 관리할 수 없는 고도의 치료와 관찰이 요구되는 환자가 있는 곳으로 준중환자실이라고 생각하면 된다. 그러면 중환자실(ICU)에는 어떤 환자가 입원할까 궁금해지기도 하는데 이 병원의 중환자실에는 주로 심장외과 수술 후 환자나 ECMO나 PCPS 같은 체외 심폐기가 필요한 환자가 입원한다.

간호 방식은 고정 '팀 간호체제'로 한 병동의 간호사를 다수의 팀으로 나누고, 각 팀에 일정 환자를 배정해 담당하는 방식이다. 리더 간호사 1명과 다수의 일반 간호사가 팀을 이룬다. 리더는 환자 중증도와 병동 상황에 따라 일반 간호사에게 담당 환자를 배정한다. 일반 병동은 환자 50명을 A팀과 B팀으로 나누어 운영한다. 고정 팀 간호체제의 장점은 신규 간호사처럼 경험이 적은 간호사도 함께 일하면서 성장할 수 있고, 내가 능력이 부족해도 다른 팀의 멤버가 내 부족한 부분을 보충할 수 있다는 점이다.

여기서 리더 간호사를 하려면 2~3년의 임상 경력이 필요하다. 웬만한 병동 업무를 혼자서 수행해야 하며, 후배 간호사를 가르칠 수 있고, 응급 상황이 터졌을 때나 병동이 혼란스러울 때 빠르게 대처할 수 있는 간호사가 리더의 자격을 얻는다. 그리고 의사 오더 확인, 입원·퇴원·전입·전출 시간 조정, 내복약과 수액 확인, 타 직종 및 타 병동과의 커뮤니케이션, 전화 대응 등 혼자서 이 모든 업무를 처리해야 하므로 참으로 고달프고 피로한 직책이다. 내 동기는 리더 2회차 때 퇴근하다가 코피를 흘렸다. 리더라는 역할은 체력과 정신력이 받쳐주지 않으면 감당하기 힘들다.

응급의료센터 ECU의 간호체제는 간호사 1명당 담당하는 환자 수가 4명이다. 간호사 한 명에 환자 4명이면 정말 편하게 일한다고 생각할 수도 있지만 절대 그렇지 않다. 겨울이 오면 입원한 환자 모두가 인공호흡기를 착용할 정도로 중증도가 올라간다. 인공호흡기를 착용한 환자는 대다수 A-line(동맥관, Arterial-line), C-line(정맥관, Central-line), Swan-ganz 카테터(폐동맥 카테터)까지 삽입하고 있기 때문에 잦은 바이탈 측정과 ABGA(동맥혈 가스 검사, Arterial Blood Gas Analysis), 채혈, 수혈, 객담 흡입 등 업무가 많다. 근무할 때마다 영혼이 쏙 빠지는 느낌이다.

'어느 환자든 절대 거절하지 않는 의료'를 제공하는 병원이라 응급실로 이송되는 응급 환자가 매년 8,000건이 넘었다. 그리고 닥터 헬기로 이송되는 환자는 매해 8~10명이었다. 교토에서 가장 많은 응급 환자가 실려 오는 셈이다. 교토라는 대도시에서 가장 최첨단인 병원, 가장 바쁜 병원의 응급의료센터 간호사로서 자부심을 느꼈다. 응급의료센터에서 병동, 외래를 왔다 갔다 하며 많은 것을 배웠다. 병동 간호사와 외래 간호사는 똑같아 보이지만 업무와 역할이 조금씩 달라 여러 방면에서 활약하며 뿌듯함도 느낄 수 있다. 바쁘고 힘들지만 다양한 분야의 환자를 만나고 싶고, 병동에서도 외래에서도 활동하고 싶고, 중증 환자부터 경증 환자까지 폭넓은 간호를 공부하고 싶은 분은 응급의료센터를 추천한다.

· **일본 간호체제(간호사 배치 기준)**

병동	환자:간호사
일반 병동	7:1
ICU	2:1
NICU	3:1
ECU, HCU	4:1
재활 병동	13:1

실수 연발, 동기와 함께 반성회

그날은 출근할 때부터 느낌이 좋았다. 오랜만에 동기랑 근무가 겹치고 입원도 없고 병동 환자도 적어 분위기가 평화로웠다. 게다가 나는 경증 환자를 담당하게 돼서 무척 여유로웠다. 어쩐지 그날은 운수가 좋더라니⋯.

"선아야, 점심 먹으러 가자."

"그럼, 이 약 OO씨에게 갖다줘."

병동은 보통 12시에 한 번, 1시에 한 번 번갈아서 휴식에 들어간다. 그날 밥 먹으러 가기 전 환자에게 약을 나누어 주려는 참에 동기가 내게 왔다. 빨리 동기와 밥을 먹으러 가고 싶은 마음에 동기에게 내 할 일을 시켰다. 동기는 시키는 대로 OO씨에게 약을 갖다 주고 나와 같이 점심을 먹으러 갔다. 이런저런 이야기도 나누며 느긋하게 밥을 먹고 있는데 리더한테 전화가 왔다.

"선아 선생님, 다른 환자한테 약 잘못 줬어요."

의료사고였다. 가슴이 쿵쾅쿵쾅 뛰고 식은땀이 삐질삐질 나기 시작했다. 놀란 동기와 나는 병동으로 달려갔다. 우선 상황 파악을 위해 환자가 잘못

먹은 약의 이름과 성분은 뭔지, 부작용은 뭔지를 찾아봤다. 그러고 나서 환자에게 이상징후는 없는지 확인했다. 이상이 없는 것을 확인하고 담당의에게 보고했다. 다행히 환자가 먹은 약은 정장제(장의 기능을 개선하는 약, 유산균 제제)였고 환자에게 아무 영향도 없었다. 담당의는 앞으로 조심해 달라는 말뿐이었다. 근무가 끝나고 동기와 함께 인시던트 리포트를 썼다.

하지만 우리 동기들의 의료사고는 그다음부터 끊이지 않았다. 낙상사고부터 투약사고, 마약 관리 사고 등이 잇따라 발생했다. 결국, 신규 간호사를 담당하는 프리셉터가 폭발해서 동기 7명 전원을 집합시켰다.

집합한 그날 밤엔 바람과 함께 엄청난 폭우가 내렸다. 장대비를 맞으며 추적추적 무거운 발걸음으로 병원에 갔다. 마음속으로 '우리 하는 꼴이 얼마나 개차반이면 선배가 집합을 시킬까.' 하는 죄송한 마음뿐이었다. 선배는 우리에게 좀 더 프로답게 행동하라며 꾸짖으셨다. 이러면 환자가 너희에게 어떻게 목숨을 맡기냐고 책임감이 부족하다고 지적하셨다. 선배의 진심 어린 충고에 고개를 들지 못했다. 그 뒤로는 뭐든 서두르지 말고 신중하게 행동하자고 다짐했다.

웬만하면 동기끼리 상의하지 않고 일을 맡기지 않는다. 아직 어리숙하므로 반드시 선배와 상의한다. 약물은 혼합하기 전에 처방전에 적힌 약물인지 다른 사람과 두 번 확인하고, 주사나 약을 환자에게 투여할 때는 환자의 이름, 나이, 방 번호를 반드시 확인한다. 약물 투여 사고 다음에 많이 일어나는 사고는 낙상사고다. 아무래도 고령 환자가 많다 보니 밤에 섬망이 나타나곤 한다. 섬망은 질환이나 약물, 술 등으로 일시적으로 뇌의 전반적인 기능장애가 발생하는 증후군이다. 아침에 멀쩡했다가도 밤이 되면 공격적으로 바뀐다. 섬망으로 인해 돌발적으로 행동하다가 낙상사고가 일어난다. 침대에서 떨어지거나 걷다가 넘어지면 뼈가 약한 환자는 골절이 된다. 뼈가 부러지는 정도에 따라 다르겠지만, 긴급 수술을 해야 할 가능성이 크므로 낙상은 반드시 사전에 방지해야 한다. 여러 인시던트 리포트를 읽고 나서 많이 배우고 실천했다. 혼날 때는 정말 하늘이 무너진 듯했지만, 의료사고는 점점 줄어들었다.

동기 사랑 나라 사랑

교토 오구라역 뒤편의 한적한 주택가에 자리한 야키토리 이자카야는 우리의 비밀 아지트였다. 우리는 한 달 또는 두 달에 한 번 정기적으로 이곳에 모여 맥주와 야키토리를 시켜 놓고 한바탕 수다를 떨었다.

나와 친한 동기들은 모두 급성기 병동 간호사다. 그럴 의도는 없었지만, 급성기 병동끼리는 자주 마주치니까 얼굴 볼 기회도 많아져서 친해지게 되었다. 동기는 응급의료센터, 수술실, 중환자실에서 일한다. 나이는 적으면 한두 살, 많으면 네다섯 살까지 차이가 났지만, 모두 서로를 이름으로 부르고 반말을 했다. 아직도 일본인에게 '언니'라는 개념이 없다는 게 신기하다. 나보다 네다섯 살이 많아도 친구고, 그것보다 더 많으면 그냥 "OO씨(~さん)"라고 부른다. 그러고 보니 일본에서 윗사람한테 언니[姉さん]라고 불러 본 적이 없다.

여러 병동의 간호사가 모이면 이야기가 끊기지 않는다. 이야기의 주제는 대체로 병동 이야기와 인간관계, 이성에 관한 고민이다. 우리는 누구라고 할 것 없이 병동에서 겪은 황당한 사건을 앞다투어 이야기하는데, 듣다 보면 병동에는 왜 그렇게 사건 사고가 계속 일어나는지 혀를 내두를 정도다. 깔깔깔깔 웃으며 서너 시간 주절주절 떠들다 보면 스트레스도 확 풀린다. 그때는 모여서 술 마시는 맛에 살았던 것 같다.

동기들은 외향적이라 내향적인 나와 성격이 잘 맞았다. '어디 술집이 맛 있더라.', '어디 카페가 유명하더라.', '대게 요리가 맛있는 온천이 있더라.' 등 한 명씩 가고 싶은 데가 있으면 다 같이 찾아갔다. 간사이 지방의 오사카, 나라, 시가, 와카야마, 고베, 미에 등지로 정말 많은 지역을 함께 놀러 다녔다. 내향적이고 숫기 없는 나를 잘 끌고 다녀줘서 늘 고마웠다.

봄에는 벚나무 아래에서 술을 마셨고, 여름에는 바닷가에서 해양 스포츠를 즐겼고, 가을에는 교토 거리를 걸었으며, 겨울에는 온천 여행을 떠났다. 일 년 내내 동기들과 함께했다고 해도 과언이 아니다. 한마디로 날 움직이는 원동력이었다. 동기와 즐겁게 지내고 있다 보면 문득 간호조수였던 시절이 떠오르곤 하는데 그때는 동기 없이 어떻게 버텼나 싶었다.

내 인생에서 가장 찬란한 시절을 동기들과 함께 보냈다. 이제는 모두 뿔뿔이 흩어져서 만나는 것도 어렵게 되었지만 지금도 내 마음 한편에는 동기를 사랑하는 마음이 남아 있다.

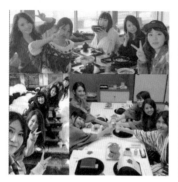

동기와 온천 여행

동기와 함께한 벚꽃 놀이

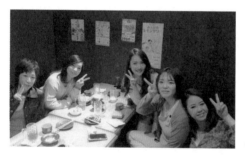

아지트에서 늘 한잔을 기울이며

피 튀기는 자격증 싸움

응급의료센터에 있는 동안에 다양한 응급 간호 자격증을 땄다. 일본 응급 간호사가 취득할 수 있는 자격증은 다음과 같다.

1. **BLS(Basic Life Support)**
   심폐 정지 또는 호흡 정지에 대한 1차 응급 처치를 배우는 교육 코스

2. **ACLS(Advanced Cardiovascular Life Support)**
   병원 등의 의료시설에서 의사를 포함한 의료진이 시행하는 심폐소생술로 2차 응급 처치를 배우는 교육 코스

3. **PEARS(Pediatric Emergency Assessment, Recognition and Stabilization)**
   영아, 소아의 응급 구조를 위한 초기 평가법과 상태 안정화법을 배우는 교육 코스

4. **PALS(Pediatric Advanced Life Support)**
   소아 심폐 정지와 호흡 정지에 대한 소아 2차 응급 처치를 배우는 교육 코스

5. JNTEC(Japan Nursing for Trauma Evaluation and Care)

예방 가능한 외상 사망률(Preventable trauma death)을 예방하기 위해 JATEC(외상간호진료가이드라인)과 JPTEC(병원전 외상교육프로그램)의 정합성을 높여 외상 초기 간호의 질 향상을 목표로 지식과 기술을 습득하기 위한 교육 코스

나는 이 자격증 5개 중에서 3개를 취득했다. BLS와 ACLS, JNTEC는 응급의료센터 간호사라서 취득한 자격증이었다. 반드시 취득해야 하는 건 아니지만 병동의 암묵적인 룰이었다. 그래서 한때 동기들과 누가 더 자격증을 많이 따는가 하는 경쟁을 했다. 지금 돌이켜보면 다소 유치했지만, 그때는 경쟁심에 불타올라 있었다. 동기 중에는 쉬는 날에 몰래 자격증을 따고 와서 자랑하는 친구도 있었다. 그때는 그게 너무 얄미워 보였다. 얼마나 잘난 자격증이길래 저러나 싶어서 집에 돌아가 자격증을 검색해 본 다음에 나도 바로 책을 사서 공부했다. 그러고 다음 달에 나도 그 자격증을 땄다. 자격증 시험은 공부만 제대로 하면 취득하기 어렵지 않다. 시험은 대부분 필기와 실기로 나뉘는데, 필기는 문제집만 암기하면 되고 실기는 응급실에서 하던 대로만 하면 돼서 필기만 열심히 준비했다.

BLS는 일반인도 취득할 수 있고 내용도 쉽지만, ACLS부터는 의료인만 취득할 수 있으며 내용도 어렵고 복잡해진다. 우리 병동은 ACLS를 취득한 후에야 응급실에서 CPA 환자를 담당할 수 있었다. 하루에 2~3건의 CPA 환자가 이송되기 때문에 CPR 알고리즘을 이해하고 있지 않으면 동료 간호사

에게 민폐만 끼치는 사태가 일어난다. 응급의료센터에 배정된다면 BLS와 ACLS는 되도록 빨리 취득하는 게 좋다.

병원마다 다를 수도 있지만, 자격증 시험에 응시할 때 병원 측에서 응시 비용을 반 정도 부담해 주었다. 병동 선배 간호사들도 후배들이 ACLS나 JNTEC에 합격할 수 있도록 퇴근 후에 따로 모여서 알려 주거나 콘퍼런스를 열어 도와주었다. 근무가 끝나고 후배를 가르치는 게 귀찮을 법한데 흔쾌히 승낙해 주었다. 선배 덕분에 우리는 가뿐히 ACLS 자격증을 딸 수 있었다.

자격증에 합격하면 인증서와 배지를 받는다. 병원 사원증에 배지를 붙이고 다니는 모습이 얼마나 멋있어 보이던지…. 사원증에 배지가 하나하나 늘어날 때마다 성취감은 이루 말할 수 없다. 자격증, 조금 허세일지 몰라도 하나를 취득하면 간호사로서 한층 성장한 기분이 들어 뿌듯했다.

유치해 보일 수 있지만, 동기나 동료끼리 이런 좋은 경쟁을 해보자. 서로 끊임없이 자극하는 것이다. 병동 일에 익숙해졌다고 공부를 게을리하지 말고 제자리에 머물러 있지도 말고 계속 자신을 성장시키는 간호사가 되자.

공부하는 간호사

　어느 병동이든 특별한 일이 없으면 한두 달에 한 번 공부회(스터디 모임)를 연다. 간호 주임이 공부회 1년 스케줄을 짜고 그 스케줄에 맞춰 공부회를 준비한다. 그달의 공부회 주최자는 병동 간호사들이 어떤 지식이 부족한지 파악한 다음에 주제를 정할 때도 있고, 자신이 평소에 관심 있는 분야를 주제로 정할 때도 있다. 내가 1년 차일 때는 근무가 아닌 이상 쉬는 날에도 공부회에 참석했다. 달마다 다른 주제로 다양한 공부를 할 수 있어서 좋았다. 선배 간호사가 열심히 준비해 온 자료를 나는 그저 물 먹는 하마처럼 흡수하기 바빴다. 그러던 2년 차의 어느 날 프리셉터 선배에게 충격적인 말을 듣게 된다.

　"너희 동기들도 한 명씩 차례대로 공부회 열게 할 거야. 너희가 순서랑 주제 정하고 나한테 보고해 줘."

　연차가 쌓인 만큼 언제까지 선배 목에 빨대를 꽂아 지식을 흡수할 수 없는 노릇이었다. 우리는 가위바위보로 순서를 정하고 주제도 정했다. 내 순서는 3번째였고, 주제는 장루로 결정했다. 처음 공부회 주최자가 될 때는 선배가 한 명 붙는데, 날 담당하는 선배는 전에 외과 간호사로 근무한 적이 있는 장루 전문가였다. 선배는 공부회 별거 없다며 우선 집에 가서 장루를 공부한 다음에, 네가 병동 간호사에게 가르치고 싶은 항목을 추려서 오라고 지시해 주었다. 응급의료센터 병동에 장루가 있는 환자는 많지 않아 조금 생소했지만, 앞으로 더 마주치게 될지도 모르므로 열심히 준비해 보았다.

장루는 인공항문이라고도 불리며 주로 대변을 몸 밖으로 배설할 수 있도록 만든 개구부다. 주로 대장암, 직장암 등의 질병이나 선천적 기형, 뜻하지 않은 사고로 항문을 통해 정상적으로 배변이 불가능할 때 인공적으로 만든다. 결장에 장루가 만들어지면 결장루, 소장 끝에 장루가 만들어지면 회장루라고 부르는 등 위치에 따라 명칭이 바뀐다. 간호사에게는 장루 주머니 교환과 관리, 피부 간호가 가장 핵심이라 할 수 있다.

첫 공부회인 만큼 제대로 하고 싶었다. 오랜만에 서점에 가서 장루 관련 책도 사고, 외과에서 일하는 동기들한테도 도움을 받았다. 그래서 장루의 정의부터 시작해 종류, 간호, 처치 때 사용되는 드레싱, 파우치 교환 방법 등 깊게는 아니어도 다양하게 반드시 알아야 할 부분만 추려서 발표 자료를 만들었다. 선배에게 초안 자료를 건네자 몇 번 훑어보고는 동영상도 찍어야겠다고 말했다. 장루 관리의 꽃은 장루 주머니를 교환하는 방법이라며 나에게 같이 근무할 때 동영상 촬영을 하자고 제안했다. 때마침 선배와 근무가 겹치는 날, 병동에 장루가 있는 환자가 있어서 장루 주머니를 교환하는 과정도 무사히 촬영할 수 있었다.

장루의 색깔과 피부 양상은 어떤지 살펴보고 장루 주위까지 깨끗이 씻기고 물기를 말린 뒤에 크기를 재고 크기보다 약간 크게 주머니 입구를 잘라서 붙인다. 사실 쉽게 보여도 주머니 입구가 좁으면 장루가 꽉 조여 괴사할 수도 있고, 주머니 입구가 크면 내용물이 샐 수도 있다. 이런 내용들을 함께 담아 스마트폰으로 촬영한 동영상 편집까지 마무리해서 공부회 준비를 완벽하게 마쳤지만, 개인적으로 가장 고민이었던 건 발표였다. 일본어로 발표하는 일이 쉽지 않았다. 평소에 쓰는 일본어는 다소 가벼워서 발표할 때는 진지하게 조금 무겁고 예의 있는 일본어로 말해야 했다. 평소에 자주 쓰지 않는 존경어나 겸양어로 나름 세심하게 발표 준비를 했다.

대망의 공부회 발표일, 참가자에게 유인물을 나눠 주고 발표를 시작했다. 긴장돼서 말이 헛나오고 목소리가 떨렸으나 언제까지 외국인 티를 낼 수 없었으므로 정신 꽉 잡고 발표했다. 발표는 순조로웠다. 하지만 공부회의 꽃은 질문 시간이 아닌가? 발표보다 질문받는 게 더 떨린다. 내가 모르는 질문을 받았을 때 대답할 수 없는 사태가 벌어지면 내 신뢰가 떨어지지 않겠는가? 열심히 장루를 공부했어도 어느 정도 한계가 있었다. 하지만 내 뒤에는 선배가 있었다. 내가 우물쭈물하고 있을 때 대신 대답해 주었다.

'나이스 선배!' 항상 등 뒤에서 내가 위기에 처할 때 나타나는 슈퍼 히어로. 너무 듬직하다. 날 도와주고 가르친다고 해서 돈을 더 받는 것도 아닌데 열정적으로 가르쳐 주는 선배를 닮고 싶다고 늘 생각했다. 그 뒤로도 프리셉터 간호사는 끊임없이 숙제를 내주고 공부회를 시켰다. 꿀 같은 휴일에 꾸역꾸역 책상에 앉아 공부하기는 괴로웠지만, 공부를 거듭하면서 눈부시게 성장했다.

간호사는 공부를 게을리하면 안 된다. 왜냐하면 시간이 지날수록 가르쳐 줄 선배도 없어지고 도리어 내가 후배를 가르쳐야 하는 때가 오기 때문이다. 그러니 언제든지, 누구에게, 어떤 질문을 해도 용서받는 신규 간호사 때 열심히 공부하고 노력하자.

생애 첫 CPR

응급의료센터에 배정되고 얼마 지나지 않아 처음으로 CPR(심폐소생술, CardioPulmonary Resuscitation)을 겪어 봤다. 낙상사고로 사지마비가 된 70대 남성 환자였다. 비록 움직이지는 못했지만, 의식은 또렷했고 상태도 좋아서 프리셉터 교육하에 1년 차인 내가 담당하게 되었다. 사지마비 환자는 처음이라 조금 걱정했지만, 경과도 좋아서 슬슬 일반 병동으로 이동할 정도였다. 그날 오전은 아무 탈 없이 지나갔다. 게다가 입원 환자도 없고 특별한 이벤트도 없어 마냥 평화로웠다. 이대로라면 잔업 없이 일찍 퇴근할 수 있겠다고 생각했다.

오후 1시, 가족 면회 시간이 시작되자 때마침 보호자가 병문안을 오셨다. 보호자와 환자가 눈을 맞추며 이야기를 나누고 있는데, 돌연 환자가 경련을 일으키고는 그대로 심정지가 되었다. "띠리링띠리링!!" 모니터 알람이 요란하게 울렸다. 모니터 근처에 있던 나는 처음 보는 광경에 몸이 굳어 버렸다. 내가 멍하니 모니터만 쳐다보는 동안 선배 간호사들은 모니터의 심정지 파형을 보자마자 일사불란하게 움직였다.

환자는 CPA(심폐 정지, CardioPulmonary Arrest) 상태였다. 병동 리더는 재빨리 관내 방송으로 코드 블루를 외쳐 의료인을 불렀고, 한 간호사는 침대 위에 올라가 심장 마사지를 시작했으며, 한 간호사는 응급 카트와 AED(자동제세동기, Automated External Defibrillator)를 가져와 기관삽관 준비를 했고, 내 프리셉터 선배는 타이머를 목에 걸고 기록하기 시작했다. 의사의 지시 없이도 모두 알아서 척척 움직였다. 하지만 나는 내 담당 환자인데도 할 수 있는 게 없었다. 그저 열심히 기록하고 있는 프리셉터 선배 등 뒤에서 상황을 바라보는 게 전부였다.

머지않아 주치의와 레지던트들이 달려와 급하게 기관삽관을 하고 여러 약물을 주입했다. 심장 마사지와 에피네프린 주입을 몇 차례 반복했다. 여러 처치가 동시에 이루어져 혼란스러웠다. 처음 겪어 보는 광경에 식은땀을 흘리며 주먹을 꽉 쥐고 의료인의 행동 하나하나를 관찰했다. 신속한 처치 덕분에 환자는 ROSC(자발 순환 회복, Return Of Spontaneous Circulation)되었다. ROSC를 했으니 CPA가 일어난 이유를 찾기 위해 영상의학과로 내려가 영상 촬영을 한 뒤 심근경색이 의심되어 심장 카테터실로 들어갔다. 카테터 삽입술이 끝나고 환자는 그대로 중환자실로 이동되었다.

폭풍이 한차례 지나간 후 나는 병실을 뒷정리했다. 환자의 짐을 싸 중환자실로 옮기고 보호자를 심장 카테터실로 안내했다. 사실 할 수 있는 게 그것밖에 없었다. 뒷정리가 끝나니 벌써 근무를 교대할 시간이었다. 인수인계 후에 간호 기록을 작성하고자 프리셉터 선배와 같이 컴퓨터 앞에 앉았다. CPR 기록은 시간 경과 식이다. 예를 들어 '몇 시 몇 분에 어떤 의료 행위를

행함.' 이런 식으로 간결하게 기록하면 되는 것이다. 비교적 짧은 문장으로 일목요연하게 적으면 되기 때문에 일반 간호 기록보다 쓰기 쉽고 간단한 편이다. 그러나 신규 간호사에게는 그것조차 어려웠다.

우선 네가 한번 써 보라고 해서 응급실 간호사가 쓴 CPR 기록을 참고하며 간신히 써 내려갔다. 프리셉터 선배는 아무 불평불만 없이 기다렸고, 내 기록을 보고 오히려 잘 썼다고 칭찬까지 해주었다. 잘못된 부분을 고쳐 주고 오후에 있었던 일을 떠올리며 복습했다. ROSC된 환자의 검사 결과를 보며 왜 그런 일이 일어났는지 하나하나 짚어서 설명해주었다. 그리고 쉬는 날에 ACLS(전문 심폐소생술, Advanced Cardiovascular Life Support)를 반드시 공부하고 앞으로 CPA 환자가 나타나면 너도 적극적으로 참여해야 한다고 당부하셨다.

다른 환자들의 기록까지 마무리하자 밤 10시가 넘은 시간이었다. 병동은 이미 소등한 상태라 어두컴컴했고 야근 간호사는 슬슬 심야 라운딩을 준비했다. 선배는 처음부터 끝날 때까지 못마땅한 기색을 조금도 드러내지 않았다. 마치 이것도 자신의 일이고 자신이 책임져야 한다는 느낌이었다. 정말 감사한 마음뿐이었다. 수고했다는 선배의 말에 피로가 눈 녹듯 사라졌다. 선배와 헤어지고 집에 가자 허기가 몰려왔다. 지금까지 잔뜩 긴장해서 배고픔을 느끼지 못했던 것이다. 서둘러 밥을 먹고 침대에 누워 눈을 감으며 낮에 있었던 일을 회상했다.

'나도 언젠가 선배들처럼 응급 상황에도 당황하지 않고 침착하게 해내겠지?' 느닷없이 심장이 두근두근 뛰었다. 상상만 해도 행복했다. 그 뒤로는 동기들도 차례차례 담당 환자가 CPA 상태가 되어 CPR을 경험했다. 몇 차례 반복하며 두려움을 극복하니 2년 차가 될 무렵에는 내가 가장 먼저 뛰쳐나갈 정도로 멋지게 성장해 있었다.

2년 차, 쓰디쓴 고비가 찾아오다

2년 차가 되니 어느 정도 중증 환자를 담당할 수 있게 되었다. 중증 환자라 해도 인공호흡기 환자를 담당하는 정도였다. 그러던 어느 날 제대로 된 중증 환자를 맡게 되었다. 하필이면 그날따라 평소보다 간호사 수가 턱없이 부족했다. 리더 빼고는 2~3년 차밖에 없어서 어쩌다가 내가 중증 화상 환자를 맡게 되었다. 머리부터 발끝까지 심한 3도 화상을 입은 상태에 인공호흡기, CHDF(지속적 혈액 여과 투석, Continuous HemoDiaFiltration), A-line(동맥관, Arterial-line), C-line(정맥관, Central-line), L-tube(비위관, Levin tube) 같은 라인이 삽입되었고, 마약성 진통제, 마약성 진정제 등 5개가 넘는 약물을 실린지 펌프로 투여하고 있었다. 게다가 오후에는 피부 이식술 수술이 잡혀 있는 데다가 다른 환자도 담당하고 있었다. 내가 감당하기 조금 벅찼지만, 상황상 어쩔 수 없었다.

아침부터 빠르게 수술 동의서와 마취 동의서와 수혈 동의서, 수술실에 가져갈 항생제, 마약성 약물, 기타 약물을 준비했다. 병동 수술 전 체크리스트를 참고하며 확인했다. 오전에는 입원 환자가 없어서 간신히 오전 업무를 끝낼 수 있었다. 문제는 오후부터였다. 12시가 지나자 입원 환자가 물밀듯이 쏟아졌다. 3번째 입원 환자는 더는 담당할 간호사가 없어서 결국 내가 입원 환자를 받게 되었다. 곧 수술실에 환자를 내려야 하는데 입원 환자라니…. 정신이 아득해졌지만 맡을 수밖에 없었다.

입원 환자가 올라오기 전에 모든 수술 준비를 끝내 놓아야 하는 상황이다. 서둘러 I/O(섭취량/배설량, Input/Output)를 계산하고, Urine bag(소변 주머니)을 비우고 각종 동의서와 약을 챙겼다. 창고에서 의료용 산소통과 Ambu bag(앰부 백, 수동식 인공호흡기)을 침대 가까이에 두었다. 한 차례 수술 준비가 끝나고 입원 환자를 받았다. 너무 바빠서 어떻게 입원 환자를 받았는지도 기억나지 않았다. 겨우겨우 바이탈을 재고 이상징후가 없는 걸 확인한 뒤에 안심하고 다른 업무를 시작했다.

수술 시간이 다가와서 급하게 환자 이동을 위해 수액 펌프와 실린지 펌프를 폴대에서 뺐다. 그 과정에서 라인이 심하게 엉키고 말았다. 이렇게 엉키면 수액을 줄 때 의료사고가 일어날 수 있어서 주의해야 하는데 말이다. 그때부터 페이스가 흔들리면서 울고 싶었다. 곧 병동을 나서야 하는데 라인은 엉망진창이었다. 다행히 리더가 도와줘서 빠르게 정리할 수 있었다.

담당 의사가 병실에 도착하자마자 함께 수술실로 내려갔다. 간단하게 환자 성명과 ID, 각종 동의서를 확인하고 먼저 환자를 수술실로 보낸 뒤에 인수인계를 했다. 수술 전 인수인계는 경험이 몇 번 없어서 처음부터 심하게 버벅댔다. 인수인계하다가 놓친 부분이 연이어 나오기 시작하면서 주저앉고 싶어졌다. 수술실 간호사는 심하게 긴장하는 날 보고 딱해 보였는지 다음부터는 이것도 챙기고 저것도 확인해 달라고 도리어 피드백을 주었다. 환자를 수술실로 보내고 나니 환자 한 명도 제대로 인수인계하지 못하는 내가 한심하게 느껴졌다. 괴로움이 물밀듯이 밀려왔지만, 괴로워할 겨를도 없이 그동안 돌보지 못한 환자의 상태를 확인하러 병동으로 올라가야 했다.

점심은커녕 8시간 동안 물 한 방울도 못 마시고 그다음 근무자에게 인수인계를 했다. 오후에 해야 할 처치도 아무것도 못 한 상태였다. 다음 근무자에게 연신 미안하다고 사과하며 밀린 일을 꿋꿋이 끝냈다. 간호 기록까지 마무리하니 밤 7시였다. 밥 한 끼 먹지도 못하고 병원에서 11시간을 근무한 셈이다. 일본 병원이라고 해서 잔업이 없는 게 아니다. 집에 돌아가서 씻고 밥을 먹고 침대에 누우니 밤 11시 반이었다. 눈을 감은 채 낮에 있었던 일을 돌이켜봤다. 갑자기 가슴이 먹먹해지더니 찔끔 눈물이 났다. 같이 일했던 선배나 동기들은 의료사고 없이 잘 마무리했다며 격려하고 칭찬해 주었지만 난 만족할 수가 없었다. 결과는 그럭저럭 괜찮아 보였어도 과정이 엉망진창이었다. 좌절감에 몸서리쳤고 영원히 적응하지 못하는 낙오자로 살까 봐 두려웠다. 쉽게 잠들 수 없는 밤이었다.

응급의료센터 간호사의 하루(병동 편)

응급의료센터 병동에서 오전 근무인 경우에는 아침 8시에 출근한다. 지하 1층 탈의실에서 스크럽으로 갈아입은 후 4층 응급의료센터로 올라가 휴게실에 가방을 내려놓는다. 그러고 나서 일할 때 사용할 온갖 굿즈(청진기, 펜라이트, 가위, 형광펜 등)를 주머니에 넣는다. 빵빵한 주머니를 보고 한숨을 푹 쉬며 밖으로 나간다. 나가자마자 동료 간호사에게 인사를 하는 동시에 스리슬쩍 병동 분위기를 확인한다. 여기저기에서 모니터에 알람이 시끄럽게 울리고 야근 간호사가 얼굴이 심각해 보이면 오전 근무는 안 봐도 비디오다. 바쁠 게 틀림없다. 분위기를 파악하고 난 뒤에 내가 담당할 환자의 병실이 적힌 화이트보드를 바라보며 오늘 나의 운세(?)를 본다. '오늘은 얼마나 다이내믹한 하루를 보낼까?'를 상상해 보며 컴퓨터 앞에 앉아 EMR(전자의료기록)을 켜고 환자의 정보를 수집한다.

응급의료센터의 병동은 중환자실 정도는 아니지만, 중증~준중증 병동이기 때문에 간호사 1명당 환자 4명을 맡는다. 환자의 중증도에 따라 담당 환자가 늘어나거나 줄어든다. 컴퓨터 앞에 앉아 워크시트를 프린트한 뒤에 응급실에 오게 된 경위부터 과거력, 수술력, 현재 상태, 각종 검사 결과 그리고 오늘 해야 할 간호 처치까지 모든 정보를 꼼꼼하게 정리한다. 환자 정보 수집이 끝나면 낮 동안 투여할 수액과 내복약을 가져와 다른 간호사와 더블 체크를 한다. 그러고 나서 내 담당 환자를 맡았던 간호사에게 인수인계를 받는다.

인수인계가 끝나면 기저귀 카트를 끌고 와 환자의 회음부를 깨끗이 씻고 새 기저귀로 바꾼다. 몸을 닦는 날이면 따뜻한 수건으로 환자의 몸을 구석구석 닦고 옷을 갈아입힌다. 일본 병동에는 간병인이나 보호자가 상주하지 않기 때문에 기저귀를 가는 일도 모두 간호사의 일이다. 간병인이 없으니할 일이 정말 많다. 일반 병동은 몸이 불편한 환자를 위해 목욕하는 날을 지정해서 일주일 한두 번 정도 간호사 2명과 간호조수 1명이 목욕시킨다. 목욕할 환자가 많으면 오후까지 목욕만 한다. 최근에는 캡슐 형태의 샤워 기기가 도입되어 목욕시키는 데 그리 오랜 시간이 걸리지 않는다. 이 기기는 몸이 불편한 환자가 누운 채로 샤워할 수 있다. 환자를 간이침대에 눕혀 캡슐 안에 넣으면 사방에서 온수와 보디워시 액이 나온다. 그러면 옆에 뚫린 구멍을 통해 간호사가 손을 집어넣어 몸을 닦는다. 샤워 시간도 단축되고 비용도 절감되며 환자도 처음부터 끝까지 따뜻하게 샤워를 즐길 수 있다.

본론으로 돌아와 한두 시간 정도 기저귀를 갈고 나면 서둘러 담당 환자에게로 가 바이탈을 잰다. 동공 크기도 보고, 폐음도 청진하고, 환자의 몸에 달린 튜브나 라인이 빠졌는지 길이도 재보고, 억제대를 풀어서 피부 상태도 확인한다. 머리부터 발끝까지 확인하고 아무 이상이 없으면 그다음부터는 수월하다. 그냥 내 할 일을 한다. 혈당 확인, 동맥혈 검사, 약물 투여, 드레싱 교환, 체위 변경 등의 간호 처치를 하고 여유가 있으면 간호 기록을 쓰기 시작한다. 이렇게 아무 사건 사고가 없는 날은 거의 없고 대개 눈코 뜰 새 없이 바쁘다. 응급의료센터는 입원과 병동 간의 이동이 빈번하다. 환자의 상태가 호전되면 바로 일반 병동으로 올려 새로 올 환자를 위해 빈 병실을 만든다. 낮에만 서너 명의 환자가 입원할 때도 있으며, 급성기 병동인 만큼 여러 파트의 환자가 입원한다. 외과, 내과를 비롯한 정형외과, 신경외과, 심장내과, 심장외과 등으로 다양해서 공부할 게 태산이다. 혀를 내두를 정도로 공부할 양이 많아서 힘들었지만 그만큼 나의 피가 되고 살이 되었다.

휴식은 빠르면 11시 또는 12시부터 차례대로 들어간다. 오전 업무를 전부 마친 사람이나, 오후부터 바빠지는 사람부터 차례대로 밥을 먹는다. 직원 식당은 맨 꼭대기 층에 있어서 이동하는 데 다리도 아프고 시간도 아까워서 자주 1층 로손 편의점에서 도시락과 음료수를 사 먹었다. 병동이 바쁘면 밥만 먹고 나오고, 병동이 한가하면 1시간 동안 푹 쉬다 나온다.

오후 1시부터 면회가 시작되는데 보호자가 찾아왔다고 해서 다른 곳으로 피해 있지 않고, 보호자에게 궁금한 점이 있냐고 물어보거나 질문에 대답한다. 가족이 안심하는 얼굴이면 보는 나도 덩달아 기분이 좋아진다. 면회가 끝나면 다시 바이탈 측정과 주변 정리, 의사에게 보고할 사항이나 잊어버린 처치가 있는지 꼼꼼히 살펴보다가 야근 간호사에게 인수인계한다. 인수인계가 끝나면 서둘러 간호 기록을 마무리한다. 이렇게 정신없이 움직이다 보면 8시간이 어떻게 지나가는지 모른다. 몇 년을 일해도 왜 이렇게 일은 익숙해지지 않고, 시간에 쫓기는지 알 수가 없다.

TIP 병동 간호 업무 흐름

매우 간략하게 설명하였으므로 실제와 다를 수 있습니다.

시간	주간 업무 흐름
08:00	출근 담당 환자 정보 수집
08:15	수액, 내복약, 위관 영양 확인
08:30	인수인계
09:00	회음부 세척 및 기저귀 교환, 몸 닦기
10:00	오전 업무 시작(바이탈, 수액 교환, 검사, 체위 변경, 콜벨 대응 등)
11:30	혈당 확인, 환자 식사 보조, 위관 영양 주입
12:00	교대로 1시간씩 휴식
13:30	기저귀 교환
14:00	오후 업무 시작(바이탈, 구강 케어, 간호 처치, 콜벨 대응 등)
15:00	간호 기록 작성
16:00	인수인계 준비, 환자 주변 정리
17:00	인수인계, 간호 기록 마무리 퇴근

시간	야간 업무 흐름
16:00	출근 담당 환자 정보 수집
16:15	수액, 내복약, 위관 영양 확인
16:30	인수인계
16:50	야근 업무 시작(바이탈, 수액 교환, 검사, 체위 변경, 콜벨 대응 등)
18:00	혈당 확인, 환자 식사 보조, 위관 영양 주입
19:00	교대로 1시간씩 휴식
20:00	기저귀 교환
20:30	간호 기록 작성
21:00	병동 소등 라운딩, 바이탈 확인
23:00	다음 날 수액, 내복약, 이벤트(검사, 수술) 등을 확인
00:00~ 05:00	교대로 1시간에서 2시간씩 휴식 심야 업무 시작(라운딩, 체위 변경, 수액 교환, 기저귀 교환 등)
06:00	채혈, 바이탈 확인
07:00	혈당 확인, 환자 식사 보조, 위관 영양 주입
08:00	인수인계 준비, 간호 기록 마무리
09:00	인수인계 퇴근

응급의료센터 간호사의 하루(응급실 편)

응급실에는 담당 환자가 없으므로 병동 출근 때처럼 30분 전에 출근하지 않는다. 여유 있게 10분 전까지 응급실에 도착할 수 있도록 한다. 출근하자마자 바로 응급실 물품을 카운트한다. 대체로 연차가 낮은 후배 간호사가 물품 위치를 익힐 겸 도맡아 하지만, 연차와 상관없이 근무자끼리 나눠서 확인한다. 물품을 꼼꼼히 확인하고 나서 시간이 남으면 응급실에 남아 있는 환자의 간호 기록이나 주호소, 검사 결과를 찾아보고 앞으로 이 환자가 입원하게 될지, 퇴원하게 될지를 대충 예상해 본다. 교대 시간이 되면 화이트보드 앞에 모여 인수인계를 받는다. 인수인계가 끝나면 응급실 리더가 같이 일하는 간호사에게 담당할 환자를 배정하고 근무가 시작된다.

병원마다 다르지만 내가 근무한 병원은 응급실 핫라인을 담당하는 레지던트 의사가 구급대원에게서 간단히 응급 환자 정보를 들은 다음에 이곳에 이송하라고 한다. 도쿠슈카이병원은 절대 환자를 거절하지 않으므로 다양한 응급 환자를 볼 수 있었다. 일본 응급실은 한국 응급실보다 응급 환자가 적은 편이다. 밤늦게까지 외래나 시간 외 외래가 열려 있어서 응급 환자가 몰리지는 않는다. 하루에 응급 환자가 많으면 40명 정도고, 적으면 10

명도 되지 않는다.

환자가 실려 오면 인턴이 뛰어가 지남력부터 확인한다. 간호사도 얼른 뛰어가 환자 첫인상을 확인하고 트리아제(환자 중증도 분류, Triage)를 정한다. 중증도에 따라 응급실 방이 바뀌므로 빠르게 파악해야 한다. 결핵 같은 감염병이 의심되면 음압실로 옮기고, 뇌졸중이 의심되면 빛과 소리 같은 자극이 적은 방으로 옮기며, 심정지 환자는 심폐소생술실로 옮긴다. 구급대원에게 환자의 주호소를 듣고 어떤 방을 준비할지 정해 놓는다.

바이탈에 문제가 없으면 그때부터 밀려오는 오더를 확인하고 움직인다. 연차가 쌓이면 환자의 주호소만 들어도 어떤 피검사 보틀을 준비할지, 무슨 검사를 할지, 자신은 어떻게 움직여야 하는지가 척하면 척이다. 바이탈을 재고, 피를 뽑고, 검사를 하고 나서 다시 트리아제를 정한다. 중증도가 높으면 의료인이 가장 잘 보이는 방에서 대기시키고, 중증도가 낮으면 보호자와 함께 조금 먼 방으로 옮겨서 대기시킨다.

하나둘 검사 결과가 나오고 진단명이 뚜렷해지면 입원할지 퇴원할지 인턴과 레지던트가 결정한다. 간호사도 옆에서 이야기를 들으며 움직인다. 퇴원이면 정맥 내 주사를 뺀 뒤 원무과로 보낸다. 입원이면 베드컨트롤 담당 수선생님(병상을 효율적으로 운영하기 위해 관리하거나 조절하는 역할을 맡는다)께 전화해 병실을 확보한다. 병동이 정해지면 보호자에게 입원 설명을 한 뒤에 환자와 보호자와 함께 병동으로 올라간다.

항상 이대로 물 흘러가듯이 빠르게 진행되는 것은 아니다. 환자의 상태가 급변하는 것은 일상다반사요, 파도처럼 밀려드는 응급 환자 때문에 응급실에서는 2~3시간 대기는 기본이다. 절대 내 뜻대로 풀리지 않고, 사건 사고가 끊이지 않는 응급실은 정말 버라이어티한 곳이다. 하지만 오히려 좋다. 다사다난하고 다이내믹하고 스펙터클한 게 응급실의 묘미다. 의료진이 하나가 되어 환자를 살리는 응급실은 도무지 미워할 수 없다.

내가 응급실 리더를 한다고?!

'중2병'은 중학생에게서만 나타나는 병이 아니다. 간호사도 중2병에 걸릴 때가 있다. 벌써 눈치챘을지도 모르겠지만 대체로 3년 차 간호사가 중2병에 걸리고 만다. 3년 차가 되면 두뇌 회전뿐만 아니라 손도 빨라지고 병동 분위기와 의사 선생님과 다른 간호사 선생님의 성향을 어느 정도 파악하는 시기니까 이 병동에 내가 없으면 큰일 난 줄 알거나 병동은 이미 내 손바닥 안이라는 식으로 생각한다. 속된 말로 겉멋이 들 때지만 확실히 병동에서 눈에 띄게 활약하는 연차이기도 하다.

자신감이 뿜뿜 흘러넘치는 3년 차 시절에 크나큰 시련이 찾아왔으니… 바로 리더 역할을 하는 것이다. 내가 다니던 응급의료센터는 4년 차부터 병동 리더를, 3년 차부터 응급실 리더를 시켰다. 한국 병원 병동은 액팅 간호사와 차지 간호사, 이렇게 두 포지션으로 나뉘지만, 일본 병원 병동은 리더와 리더의 지시를 따르는 일반 간호사로 포지션이 나뉜다. 그래서 리더가되면 어느 일반 간호사에게 어떤 환자를 맡게 할지, 응급실에 있는 환자를어느 병동으로 보낼지, 일반 간호사의 휴식은 언제 들어갈지 그때그때 상황을 보고 적절하게 지휘해야 한다. 물론 다들 눈치껏 알아서 행동하지만, 기본적으로 리더가 하라는 대로 움직이는 편이다. 그래서 리더에게는 빠른 두뇌 회전과 적절한 판단력을 요구한다.

동기들 사이에서도 누가 먼저 리더로 데뷔할까 하며 말이 참 많았는데 첫 타자는 결국 나였다. 응급실 리더를 맡는 첫날 CPA, 교통사고, 쇼크 등 다양한 중증 환자가 실려 왔다. 그야말로 아수라장이었다. 입원할 환자가 많으니 리더 전용 전화기는 불난 듯이 전화가 걸려왔고 오더는 점점 쌓이는데 입원 병동을 찾으랴, 퇴원시키랴, 간호 처치하랴, 휴식 시간 정하랴 정신이 하나도 없었다. 간신히 내가 해야 할 일을 하는 정도였지 누구에게 지시할 상황이 아니었다. 솔직히 내가 이 모든 것을 감당하기에는 벅찼다. 더군다나 하늘 같은 선배에게 지시까지 내려야 하니 불편한 마음이 이만저만이 아니었다.

"선배, 이거 해주세요!"라는 말이 쉽게 입 밖으로 나오지 않아 선배의 눈치만 봤다. 정신없이 환자를 받고, 병동으로 올리고, 퇴원시키니 야근 간호사가 한두 명씩 나타났다. 야근 리더에게 인수인계하고, 마약을 확인하고, 약국에서 요청한 약까지 가져오고 나서야 근무가 끝났다. 점심을 못 먹었으니 근무 교대를 하자마자 편의점으로 달려가 삼각김밥을 사서 후다닥 먹고 간호 기록을 썼다. 돌아가는 길에 선배에게 내 문제점이 뭐였는지, 이런 상황은 어떻게 대처해야 하는지에 대해 피드백을 받았다. 엉망진창인 하루였지만, 신규 간호사 때처럼 좌절감은 크지 않았다. 서툴렀어도 아무 사고 없이 근무를 끝냈다는 뿌듯함이 더 컸다. 이제 나에게도 여유라는 게 생긴 것 같다.

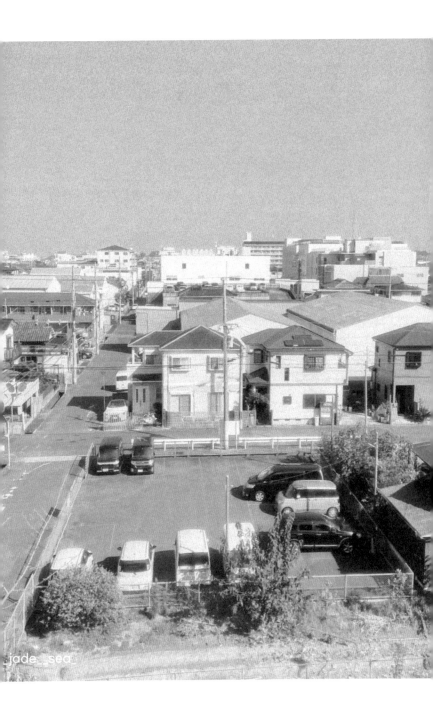

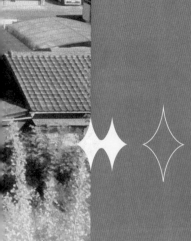

5장

유시유종,

안녕,
교토…

마음의 안식처, 독서

   내가 오랜 타국 생활을 버틸 수 있었던 이유는 일, 친구, 여행, 맛집 탐방 등 여러 가지가 있었다. 오랫동안 여러 나라를 여행하며, 타인과 소통하며 성장하고 치유받기도 했다. 하지만 가장 많은 마음의 안식을 얻고 위로받았던 것은 바로 독서다. 아무래도 일본 생활을 오래하다 보니 일본이 우리나라처럼 편해지기 시작했다. 처음 일본 생활을 할 때의 나는 일 끝나고 집에 와서 하는 일이 자고, 유튜브 보고, 밥 먹고, 공부하는 것이 전부였다. 딱히 그럴 듯한 취미 생활이 없어서 영어 학원도 다녀 보고 헬스장도 다녀 봤지만, 금방 흥미가 떨어져 그만두었다. 따분한 생활이 이어지다 보니 조금 외로워졌다. 친구들과 만나서 신나게 먹고 떠들어도 마음의 공허함이 도무지 채워지지 않았다. 겉은 마냥 웃으며 활기찬 모습을 보이는데 내면은 점점 고독감으로 문드러지고 있었다.

   그러던 어느 날 같이 응급의료센터에서 일했던 한국인 간호사가 나에게 책 한 권을 건네주었다. 마음의 공허함이 채워지지 않는다며 고민 상담을 했더니 자신이 읽고 마음의 안정을 얻은 책이라며 추천했다. 그 책은 원재훈 저자의 《고독의 힘》이라는 책이었다. 그때 당시만 해도 독서의 독(讀)

143

도 몰랐다. '책은 문제집밖에 모르는 사람에게 책이라니…. 날 위로해 주는 거 맞나?' 하고 의심했다. 그래도 추천해 준 것이니 우선 책을 받았다. 아이러니하게도 그 책 한 권이 내 인생을 송두리째 바꿨다. 책을 책장에 꽂아 두기만 하다가 며칠 뒤 잠도 안 오고 온종일 스마트폰만 쳐다보고 있으니 눈이 아파서 책을 펼쳤다. 어쩌다 보니 앉은 자리에서 반 정도를 순식간에 읽어 버렸다. '이렇게 내 마음을 가득 채워 주는 책이 있다니!' 글의 힘은 대단하다고 느꼈다. 고독은 나쁜 것이 아니다. 오히려 자유롭고 내 진짜 모습을 직면할 수 있게 한다.

고독을 부정적으로 여겼던 내 사고방식이 단번에 뒤바뀌었다. 사람에게 받지 못한 위로를 책을 통해 받았다. 그때부터 한국 책, 일본 책, 장르를 가리지 않고 읽었다. 기분에 따라 책을 골라서 읽었는데, 자존감이 떨어질 때는 윤홍균 저자의 《자존감 수업》을 읽었고, 힐링 받고 싶을 때는 이기주 저자의 《언어의 온도》와 오가와 이토 저자의 《츠바키 문구점》을 읽었으며, 웃고 싶을 때는 오쿠다 히데오 저자의 《공중그네》를 읽었다. 책은 우울할 때 특효약이다. 작가가 책에 남긴 메시지로 기운을 찾을 수 있었다.

힘들고 괴로울 때 반드시 책을 읽으라는 말이 아니다. 험난한 타국 생활을 하면서 내가 숨 쉴 수 있는 숨구멍을 적어도 하나 정도 만들어 놓는 편이 좋다는 말이다. 친한 친구를 만나도 맛있는 음식을 먹어도 견디기 힘든 고독감이 몰려오는데, 그럴 때는 독서든 여행이든 운동이든 자신만의 취미로 그 고비를 극복해 보자. 자신에게 맞는 취미를 찾는 것도 쉬운 일은 아니지만 여러 가지를 시도해 보면서 차근차근 찾아보는 것을 추천한다.

하나둘 떠나보내는 동기

3년 차가 되면 지식도 많이 쌓이고 마음의 여유도 생긴다. 그렇다 보니 슬슬 다른 병원으로 옮겨 저마다의 꿈을 펼치려는 동기가 많아진다. 우리는 줄곧 '응급간호'라는 정상을 바라보는 것 같았지만, 아니었다. 응급간호는 세세하게 따지자면 종류가 제법 다양하다. 재난간호, 외상간호, 소아응급간호 등이 있는데 우리는 저마다 하고 싶은 게 달랐다. 달마다 한 번씩 모이면 지금 다니는 병원을 그만두고 다른 분야를 공부하고 싶다는 등의 고민을 털어놓기도 했다. 자기 분야를 넓히려는 동기들의 열정적인 모습이 내심 부러웠다. 고심 끝에 동기들은 하나둘 퇴사를 마음먹었다. 퇴사하고 놀면서 그다음 병원을 찾아보는 동기도 있었지만, 이직하려는 병원에 면접을 보고 내정 일정까지 받고 나서 퇴사 날짜를 정하는 동기도 있었다.

동기가 퇴사할 때는 병동에 남는 동기가 송별회를 주최한다. 맛있는 맛집을 수소문해서 예약해 놓고 꽃다발과 선물 그리고 직접 만든 메시지가 적힌 앨범까지 준비한다. 송별회에서 맛있는 밥과 술을 먹고, 한참 즐겁게 이야기를 나누다가 슬슬 마무리할 때 꽃다발과 선물을 건네며 마지막으로 떠나는 동기의 인사말을 듣는데, 그때부터 눈물샘이 고장 난 것처럼 눈물이 멈추지 않는다.

참 많이 위로되고 힘이 되었던 사이였는데 막상 떠나보내려니 마음이 아픈 것이다. 동기가 지금보다 더 좋은 곳에서 더 큰 꿈을 펼칠 수 있도록 늘 기도한다. 그리고 동기가 하나둘 떠나면 왠지 병동이 조용해지는 듯하다. 한 명이 없어져도 빈자리가 정말 크게 느껴진다. 그때는 형용하지 못할 공허함에 빠지고 만다.

지쳐가는 몸, 흔들리는 마음

병원이 가장 바쁜 계절은 바로 겨울이다. 겨울이 되면 혈관 질환 환자가 부쩍 늘어난다. 응급의료센터는 심혈관·뇌혈관 환자로 꽉 찬다. 기후가 혈관에 크게 영향을 끼치는 것이다. 혈관 질환으로 수술이나 혈관 조영술을 받으면 일반 중환자실 또는 ECU로 오는데 중환자실도 ECU도 병실이 없어서 구석에 임시 병실을 만들기도 한다. 그때는 간호사 대 환자 비율이 4:1이 아니라 5:1, 6:1이 되기도 한다.

게다가 연말이나 연초에는 많은 간호사가 퇴사한다. 동기가 그만두는 것도 타격이 크지만, 선배가 그만두는 것도 타격이 크다. 수준 높은 치료가 필요한 중증 환자는 점점 몰리는데 간호할 수 있는 간호사가 적어진다. 나도 아직 배워야 할 것투성인데 선배 간호사들은 점점 병원을 떠난다. 내가 스스로 공부해야 하지만 그렇게 메꾸지 못하는 부족한 부분은 선배가 메꿔줄 수 있다. 선배도 후배를 가르치면서 성장하고, 후배는 또 다른 후배를 가르치며 성장한다. 병원 교육은 그렇게 서로 함께 성장하는 것이지 혼자서는 성장할 수 없다.

경증 환자도 아니고 중증~준중증 환자를 네다섯 명이나 담당하면 온종일 업무에 시달리게 되어 진이 빠진다. 예전에는 환자가 급변하면 그 원인을 찾다가 도저히 원인이 뭔지 모르겠다고 선배와 상담하면 선배가 해답을 찾을 수 있도록 잘 이끌어 주었다. 머리를 맞대고 원인을 찾아 꼬리를 물다 보면 해답에 도착한다. 사실 언제까지 선배에게 기댈 수도 없는 노릇이었고 홀로 감당하려고 해 봤지만 멘탈은 점점 무너졌다.

그런 고된 생활을 반복하던 어느 날, 편한 생활을 하고 싶어졌다. 그때부터 퇴사하기로 마음먹은 것 같다. 이번에는 일본 본토가 아닌 섬으로 가고 싶었다. 오키나와, 이시가키섬, 기카이섬 등 일본에는 수백 개의 섬이 존재하니, 조금 한적한 곳으로 떠나도 괜찮지 않을까 싶었다. 병동 간호사가 힘들어하면 수선생님은 섬에 있는 도쿠슈카이병원에 가는 것을 추천한다. 6개월 또는 1년 정도 섬에서 일하면서 힐링받고 돌아오는 선배나 동기가 내심 부러웠다. 친한 동기는 기카이섬의 병원에서 일했는데, 오전 근무가 끝나면 자전거를 타고 바다로 나가서 헤엄치거나 스노클링을 즐겼다고 했다. 교토에서 누려볼 수 없는 사치였다. 일도 생각보다 힘들지 않다고 했다. 왜냐하면 중증 환자는 본토의 큰 병원으로 이송되기 때문이다.

일과 생활의 균형을 맞추고자 마침내 나는 수선생님께 퇴사 의사를 전했다. 수선생님은 놀라서 섬에 있는 도쿠슈카이병원에서 반년만 지내며 머리좀 식혀 오라고 했지만 나는 이미 마음을 굳힌 뒤였다. 병원이 아닌 조그마한 의료시설에서 일해 보고 싶었다. 노인홈(老人ホーム), 노인보건시설(老人保健施設)이라든지 요양 시설도 나쁘지 않겠다고 생각했다. 비교적 업

무도 간단하고 월급도 좋았다. 간호사라는 직업이 역시 정말 좋은 직업이라는 걸 새삼 느꼈다. 어디를 가든 일자리가 있었기에 후회 없이 떠날 수 있었다. 수선생님과 퇴사 날짜를 정하고 상담을 끝냈다. 이제 5년간의 교토 병원 이야기의 막을 내릴 때가 왔다.

마지막 동기회(feat. 웃지 못할 해프닝)

병원 근처에 있는 어느 이자카야에서 동기회 겸 내 송별회가 열렸다. 의사와 간호사 동기뿐만 아니라 메디컬엔지니어과(ME), 원무과, 영상의학과의 동기 13명이 송별회에 와 주었다. 이렇게 많은 사람이 모일 것이라고는 상상도 못 했다. 이미 많은 동기가 떠나서 몇 명 못 모일 줄 알았는데 내가 뭐라고 바쁜 와중에 참석해 주었다. 모두에게 한 명씩 차례차례 인사와 이야기를 나누었다. 같은 병원에서 일은 하나 근무가 겹치지 않아서 서로 얼굴 보기 힘들었다. 술을 마시며 분위기는 무르익어 가고 하하 호호 웃음이 끊이지 않았다.

슬슬 자리를 마무리하려고 동기들과 함께 기념사진을 찍었다. 아무래도 송별회 주인공이다 보니 꽤 긴장했던 모양이었다. 사진을 찍고 나니 몸의 긴장이 확 풀렸다. 그러다가 기분이 거북해져서 후다닥 1층으로 내려갔다. 화장실을 누가 쓰고 있어 문 앞에서 기다리던 도중에 내가 돌연 의식을 잃었다. 순식간에 벌어진 일이라 나는 기억하지 못한다. 이자카야 직원 말로는 내가 경련을 일으키면서 그대로 쓰러졌다고 했다. 대충 급성알코올중독 같았다. 주말 저녁마다 급성알코올중독으로 실려 오는 환자가 미웠는데 내가 실려 갈 뻔했다.

　하도 주변이 소란스러워서 눈을 떠 보니 의사인 우에다의 얼굴이 보였다. 동기들은 제법 놀란 눈치였다. 무슨 일 있냐고 태연하게 묻자 다들 어이없어하며 깔깔댔다. 루나는 정말 놀랐지만 마지막까지 선아다워서 안심(?)했다고 말했다. 정신을 차리고 밖으로 나왔는데 우에다가 병원에서 수액 맞고 가자고 권유했다. 그때 또 가슴이 뭉클해져서 마음만 받는다며 거절했다. 그날 밤 침대에 누우니 오늘 있었던 일은 모두 꿈인 것만 같았다. 나를 위해 바쁜 와중에 모여 주고 같이 웃고 떠들며 마지막의 웃지 못할 해프닝까지 전부 꿈만 같았다. 지난 5년 동안 쉼 없이 달려온 나에게 고마웠고 그동안 헛되게 살지 않았다고 생각하니 기뻤다.

다른 꿈을 향해

내 퇴사 소식을 듣고 간호부장님께서 나를 호출하셨다. 오랜만에 뵌 간호부장님은 섭섭함과 안타까움을 얼굴에 드러내고 있었다.

"선아 씨가 성실하게 잘 해줘서 그동안 한국인을 믿고 뽑을 수 있었어요. 정말 지금까지 수고 많았고 고마웠어요."

간호부장님의 한마디를 듣자 지난 5년 동안 겪은 울고 웃었던 일들이 머릿속에서 주마등처럼 스쳐 갔다. 병원 면접에 합격했을 때, 병원에 취직했을 때, 간호사 국가시험에 떨어졌을 때, 다음 해에 합격했을 때, 응급의료센터의 간호사가 되었을 때 느낀 설렘과 두근거림, 슬픔의 감정이 다시 올라왔다. 눈물은 그렁그렁 맺히고 몸이 살짝 떨렸다. 조금 울컥했다. 나는 간호부장님께서 신경 써주신 덕분에 아무 탈 없이 지금까지 잘해 올 수 있었다고 감사의 뜻을 표했고 앞으로도 종종 방문하겠다고 했다. 그렇게 면담을 끝내고 나오자 진짜 퇴사하는 게 실감 났다.

퇴사하기 일주일 전에 병동 송별회가 열렸다. 동기들이 유명한 한국식 고깃집을 예약해 주었다. 한국인에게 한식이라니 아무튼 못 말리는 녀석들이었다. 이야기를 나누며 분위기가 무르익었을 때 인사말을 전했다. 마지막 인사말인 만큼 제대로 하고 싶어서 전날에 미리 공책에다가 하고 싶은 말을 정리했다. 대본을 준비한 모습을 보고 선배들은 깔깔대며 웃었지만 개의치 않았다. 오히려 몇몇 감동하는 사람도 있었다.

"일본어가 서툴고 일본 문화를 잘 몰라도, 모두 괜찮다고 환하게 웃어 주며 다독여 주셔서 감사했습니다. 여러분과 함께 일할 수 있어서 행복했습니다."

빈말이 아니라 5년간 우여곡절도 많고 다사다난했지만 행복했다. 물 한 모금도 못 마신 채로 밀려드는 환자를 맞이할 때는 지쳐 포기하고 싶기도 했다. 늘 앞장서서 행동하시고 가르쳐 주신 멋진 선배들과 잘 따라와 준 후배, 버팀목이 되어 준 동기들 덕분에 꿋꿋하게 버틸 수 있었다. 이제 와서 돌이켜보면 나는 행운아였다. 좋은 사람들과 일할 수 있어서 행복했다.

퇴사하는 날은 응급실 야근이었다. 마지막 근무가 응급실이라 그저 좋았다. 아침 9시, 교대 간호사에게 인수인계한 뒤 근무를 마쳤다. 아침부터 날 보러 병동에 찾아오는 사람이 몇 명 있었다. 마지막으로 사진을 찍고 또 선물을 받았다. 모두의 사랑이 느껴져서 끝끝내 울음을 터트리고 말았다. 울면서 감사의 말을 전하고 단체 사진을 찍었다.

훌쩍거리며 마지막으로 간호조수 시절 신세를 졌던 뇌신경외과로 찾아갔다. 일본인 엄마, 와카스기 씨에게 그동안 감사했다고 엉엉 울며 안겼다. 그렇게 눈물의 작별 인사를 나누고 사원증을 반납하고 집으로 돌아갔다. 5

년 전 이맘때 한국에서 일본으로 건너와 우여곡절 끝에 간호사가 되었다. 국가시험 불합격이라는 고비를 맛보고 와카스기 엄마와 손을 꼭 잡고 눈물을 흘렸던 기억이 제일 먼저 떠올랐다. 과정은 고달프고 힘들었지만, 결과는 해피엔딩이었다. 나는 지금도 일본에 오길 잘했다고 느낀다. 다시 간호학생으로 돌아가도 일본 간호사가 되고 싶다.

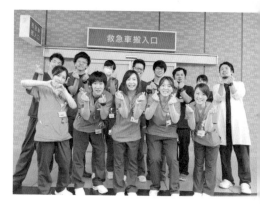

마지막 날 응급의료센터 의료진과 기념사진

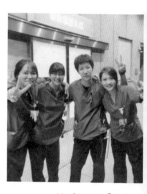

응급의료센터의 소중한 동기와

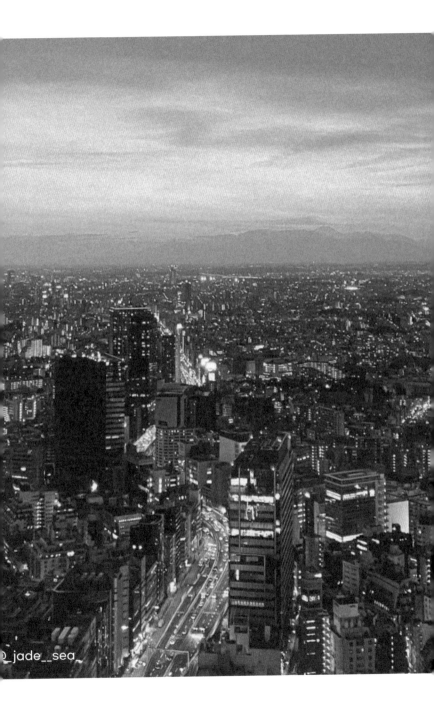
@_jade__sea_

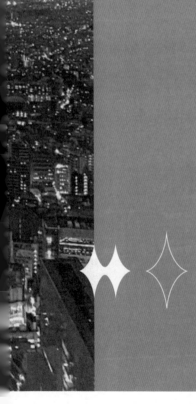

6장

승풍파랑,

오키나와
소아과
간호사가 되다

오키나와 소아과에 취직하다

간호사는 힘들고 괴로운 직업이지만 장점도 많은 직업이다. 이를테면 어디를 가든 취직 걱정이 없다. 어느 지역이든 병원 같은 의료시설은 꼭 있어서 간호사가 굶어 죽을 일은 없다. 일본도 간호사가 부족한 실정이기 때문에 간호사 면허증 한 장만 있으면 먹고살 수 있다. 나는 그 장점을 적극적으로 활용하고 싶었다. 간호사를 하면서 일본의 다양하고 멋진 곳을 돌아보고 싶었다. 도시 생활도 좋았지만 섬 생활도 나쁘지 않겠다고 생각했다. 복잡한 도시에서 벗어나 자유로운 섬 분위기를 만끽하고 싶었고, 차를 타고 바다 근처에서 드라이브하거나 수영하거나 낚시하거나 좀 자유롭게 살아 보고 싶었다.

당장 일본 간호사 취업 사이트에 가입해 취업할 병원을 알선받기로 했다. 일본인 간호사는 대부분 간호사 취업 사이트를 통해 일을 구한다. 그래서인지 간호사 취업 사이트가 매우 많고 다양하다. 등록 절차도 간단한데, 내가 바라는 근무체제와 근무지, 일하고 싶은 시기, 이름, 나이만 입력하면 담당자가 알맞은 병원을 찾아준다. 병원 소개부터 이력서 작성, 면접, 계약까지 모든 과정을 지원하며 비용은 무료다. 내 발로 직접 병원을 찾아다니며 알아볼 필요도 없고 담당자와 몇 번 상의하면 끝나므로 매우 편리하다. 하지만 일부러 바쁜 병원만 소개해 준다는 소문도 있어 100% 신용할 수 없기에 스스로 이력서를 작성하고, 병원을 찾아보고, 병원 평판도 알아보고 다니는 사람도 있다. 두 가지 모두 장단점은 뚜렷한데 시간적 여유가 없다면 전자를, 시간적 여유가 있다면 후자를 추천한다.

병원을 찾는 데 앞서 취업 회사에서 어떤 조건을 선호하느냐고 묻기에 우선 교대근무가 없는 한가한 의원이 좋다고 했다. 그리고 교통편이 편리한 오키나와 중심 번화가에 있었으면 좋겠다고 전했다. 그러다가 내 담당자가 나하시 중심에 있는 어느 작은 소아과 의원을 추천해 주어서 면접을 보게 되었다. 정말 나하시 중심에서 약간 벗어난 주택가에 자리한 작지도 크지도 않은 소아과였다.

면접을 봤는데 느낌은 좋았다. 원장님은 정중하신 분이었고 간호 주임님도 정다운 분이었다. 두 분 다 첫인상이 좋았다고 해야 하나? 이야기를 나누다가 '소아간호'의 '소'도 모르는 내가 소아과에서 민폐를 끼칠 것 같아서 조금 고민된다고 말씀드렸더니 혹시 소아 채혈이나 정맥 주사를 해본 적이 있냐고 물으시길래 응급실에서 많이 해 봤다고 하니까 그럼 문제없다고 하셨다. 내 고민은 큰 문제가 아니었다. 조금 고민하다가 결국 이곳으로 선택했다. 나하시 중심에 있어서 교통편도 좋았고 무엇보다 업무도 그리 바빠 보이지 않았다. 면접을 보러 갈 때 언뜻 봤는데 오후였는데도 혼잡하지 않았다.

하지만 이곳의 치명적인 단점이 있었으니… 바로 월급이 너무 적었다. 연봉을 협상하는데 터무니없는 금액에 눈이 휘둥그레졌다. 아무리 야간 근무가 없다고 해도 나는 어엿한 전문직인데 제시한 금액은 좀 심하지 않았나 싶었다. 그래서 조금 올려달라고 호소했더니 오키나와는 일본에서도 임금이 저렴한 편에 속하고, 이 지역의 평균 간호사 임금은 이렇다며 원장님께서 알아듣게 설명해 주셨다. 그래도 좀처럼 납득하기 어려웠지만 어찌어찌해 조금 연봉을 올려 연봉 협상을 마무리했다. 월급은 20만 엔 정도였다. 이 돈으로 먹고살 수 있을지 걱정했으나 오키나와는 일본 본토보다 물가도 월세도 비교적 저렴해서 조금 절약하면서 아끼면 먹고사는 데 크게 문제는 없어 보였다. 자주 해외여행도 가고 마사지도 받으며 살았던 사치스러운 생활은 이제 끝났구나 싶었다.

TIP 일본 간호사 구직 사이트

· 간고roo!(看護roo!)

간호 지식, 의료 뉴스, 간호 용어 사전, 간호 기술 동영상 등 간호사에게 도움이 되는 정보와 간호사의 라이프스타일을 위한 뉴스 기사, 만화, 심리 테스트, 뽑기 등을 즐길 수 있는 콘텐츠가 가득한 사이트다. 간호사들이 모여 고민을 상담하거나 잡담하는 게시판도 있다.

www.kango-roo.com/

· 나스파워(ナースパワー)

1985년에 창립되었으며, 일본에서 처음으로 간호사 전문 소개 회사로 서비스를 제공해 왔다. 의료기관은 물론이고 다양한 의료 현장의 다양한 일자리 정보를 제공한다.

https://www.nursepower.co.jp/

· 나스인재뱅크(ナース人材バンク)

일본 업계 최다 간호사 이직 실적을 가졌으며, 기본적인 전문 지식과 노무 지식을 갖춘 전문가들이 연간 10만 명 이상의 간호사에게 이직 지원 서비스를 제공한다.

https://www.nursejinzaibank.com/

· **마이나비 간호사(マイナビ看護師)**

프로 캐리어어드바이저가 병원, 시설, 의원, 개호 시설, 방문 간호 스테이션, 기업에 매일같이 발을 옮겨가며 최신 구인 모집 정보를 확인한다. 간호사 업계에 빠삭한 전속 어드바이저가 구인 소개부터 서류 작성, 면접, 병원 내정까지 모든 전직 활동을 무료로 지원한다.

https://kango.mynavi.jp/

· **레바웰 간호(レバウェル看護)**

간호사 인력난을 해소하기 위해 간호사 인재 서비스를 시작하였고, 간호사에게 일자리를 알선할 뿐만 아니라 간호사의 고민, 불안, 의문점을 상담할 수 있는 상담 창구가 되는 것을 지향한다. 의료, 개호 현장에서 힘쓰는 분을 서포트하고자 노력하고 있다.

https://kango-oshigoto.jp/

오키나와, 여기 일본 맞아?

본격적으로 일을 시작하기 전에 오키나와 관광을 하러 다녔다. 오키나와의 이곳저곳을 여행하다 보면 오키나와는 일본 같지 않은 곳이었다. 언어는 일본어를 사용했지만 뭔가 이상한 나라에 온 느낌이었다. 오키나와는 원래 류큐 왕국으로 불리는 하나의 독립국이었다. 그러다가 1879년 일본에 흡수되어 오키나와현으로 이름이 바뀌었다. 그러다가 1945년부터 27년간 미국이 통치하다가 1972년에 다시 일본에 반환됐다고 한다.

슈리성이나 오키나와 전통 의복 류소[琉裝]을 보면 류큐 왕국의 독특한 문화를 엿볼 수 있다. 오키나와는 매우 덥고 습하고 햇빛이 강한 곳이므로 전통 의복에 빨강, 노랑, 보라 같은 강렬한 색이 많이 쓰인다. 오키나와의 명물로는 고야참푸르(여주와 스팸, 두부를 넣어 볶은 요리)와 오키나와 국수(돼지갈비나 족발을 얹은 국수), 베니이모 타르트(자색 고구마 무스가 올라간 타르트)가 있다. 이것들은 오키나와에 가면 반드시 먹어야 하는 요리다. 한때 미국 소유지였고 미국 군기지가 많은 지역이라 거리에서 흔히 미국인을 볼 수 있으며, 미국식의 건물, 레스토랑, 디저트 가게가 많다. 아메리칸 빌리지에 가면 여기가 미국인지 오키나와인지 헷갈릴 정도다. 류큐 왕국과 일본, 미국이 뒤섞인 신기하고 색다른 곳이라고 할 수 있다.

오키나와 하면 바다를 빼놓을 수 없다. 나하시 중심에서 10분 정도 차를 타고 나가면 바로 바다가 보인다. 하지만 집 근처에 있는 바다는 봐도 그다지 흥이 나지 않아서 차를 타고 멀리 떨어진 온나손[恩納村]이나 챠탄[北谷]까지 가서 해수욕을 즐겼다. 물이 깨끗해서 스노클링이나 다이빙 같은 해양 스포츠를 체험할 수 있고 낚시도 즐길 수 있다. 거기서 더 위로 올라가면 오키나와의 자랑, 반드시 가 봐야 할 필수 관광 코스인 츄라우미 수족관이 있다. 츄라우미 수족관은 세계에서 두 번째로 큰 해양 파크로 수족관 이외에도 돌고래 공연장, 바다거북관, 열대드림센터도 있어서 온종일 놀 수 있는 곳이다. 츄라우미 수족관의 꽃으로 불리는 고래상어는 이 수족관의 상징이다. 고래상어 두 마리가 대형 수조 안에서 유유히 헤엄치는 모습을 볼 수 있는 곳은 거의 없으므로 관광객의 발걸음이 끊이지 않는다.

그저 그런 섬이라고 생각했던 오키나와는 사실 매우 신비하고 신선했다. 섬에서 다양한 문화를 접할 수 있어서 흥미로웠고 놀거리, 볼거리가 풍부했다. 일, 공부, 힐링, 이 세 마리 토끼를 다 잡을 수 있는 오키나와 생활은 왠지 좋은 예감이 들었다.

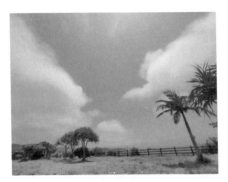

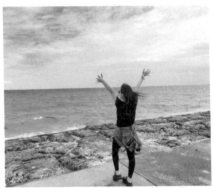

오키나와, 자유로움 그 자체

소아과 의원은 어떨까?

의원(1차 병원)과 대형 병원(3차 병원)은 근무 체제와 근무 환경이 다 달랐다. 이른 출근(8:00~17:00)과 늦은 출근(10:00~18:00)으로 교대근무이기는 하나 기본적으로 의원은 야간 근무가 없었다. 간호사 인원도 여유로워 자유롭게 원하는 날에 쉴 수 있었다.

소아과 의원에서의 주된 간호사 업무는 크게 세 가지였다. 데스크에서 환자의 주호소를 확인해서 전산으로 작성하고, 진료실에서 진료 보조를 하고, 처치실에서 예방접종 안내와 주사, 콧물 흡입, 피검사를 했다. 이 가운데 정말 애먹은 업무가 있었는데, 바로 환아를 진료실로 안내하는 것이었다. 청소년은 가끔 혼자서도 오기도 하지만 소아는 보호자가 없으면 진료할 수가 없다. 진료를 보기 전에 미리 진료 대기실에 불러서 기다리도록 하는데, 미리 불러서 대기시키지 않으면 아이들이 무섭다고 멀리멀리 도망가서 제대로 진료를 볼 수가 없다. 진료 대기실에서 기다리다가 갑자기 사라지는 경우도 종종 있어서 정말 골치가 아팠다. 원장님은 진료 흐름이 끊기면 싫어하셔서 익숙해질 때까지 엄청나게 고생했던 것 같다. 소아과만의 독특한 진료 방법이라 신기하기도 했지만 힘들었다.

또 하나 특이한 업무가 하나 있었는데 바로 전화 상담이다. 하루에 몇 차례 보호자에게 직접 연락이 온다. 예를 들어 "아이가 세제를 먹었어요. 어쩌죠?"라든지 "아이가 침대에서 떨어졌어요. 괜찮을까요?"와 같이 어떻게 대처하면 좋을지 간호사에게 상담하는 내용이다. 이 외에도 많은 상담 전화가 오는데, 대부분 오음, 낙상, 경련, 발열에 관한 상담이 많다. 처음에는 이런 전화에 응대하기가 어려웠다. 소아 질환을 잘 몰랐을뿐더러 대처 방법도 미처 숙지하지도 못한 상태였기 때문이다. 그렇다고 무조건 응급실에 가 보라거나 경과를 관찰하라고 간단하게 말할 수는 없었으므로 처음 몇 번은 다른 간호사에게 전화를 돌렸다. 정부에서 운영하는 소아 응급 전화 상담소가 따로 있는데도 일반 의원으로 걸려오는 전화 상담이 제법 있었다. 처음에는 조금 이해되지 않았지만, 보호자는 평소에 알고 지냈던 우리가 더 믿음직스러웠나 보다. 보호자에게 자주 받는 질문을 위주로 공부하고 상담 전화가 걸려오면 항상 옆에서 엿듣고는 했다. 그곳에서 일한 지 1년 정도 지났을 때 비로소 다른 사람의 도움 없이도 전화 대응이 가능해졌다.

그 외에 특이한 점이라면 오키나와 대부분의 소아과 의원은 진료를 받으려면 예약이 필요했다. 아무래도 성인 환자보다 소아 환자를 진료하는 데 시간이 많이 소요되기 때문이다. 아이들은 병원에 반드시 보호자가 동행해야 하고, 치료에 저항도 심해 진료가 많이 지연될 때도 있어서 하루에 예약 환자를 50명으로 지정해 놓았다. 진료 예약은 스마트폰 애플리케이션으로 가능했고, 내가 다녔던 소아과는 진료가 시작된 지 10분 만에 늘 예약이 꽉 찼다. 토요일은 1분도 안 돼서 마감됐다. 예약 진료라서 보호자가 정해진 시간대에 진료하러 오시면 원활하게 진료할 수 있어 초과 근무는 적었지만, 겨울이나 독감, 홍역과 같은 감염병이 돌기 시작하면 환아가 늘어났다. 추워지면 일주일에 몇 번씩 30분 또는 1시간 정도 초과 근무를 했다.

모든 것을 최소한으로 갖춘 곳이라 자잘한 것까지 간호사가 만들어 썼다. 알코올 스왑까지 직접 만들어야 한다는 사실에 놀랐다. 로마에 가면 로마의 법을 따르는 법. 아무 군말 없이 솜에다가 에탄올을 붓고 한장 한장 예쁘게 펴서 통에 담았다. 물품도 넉넉지 않아서 예전처럼 자주 바꿔 쓰지 못하는 점이 조금 아쉬웠지만 불편하지는 않았다.

하나부터 열까지 다르거나 이해되지 않는 점도 많았지만. 시간이 지나자 금방 익숙해졌다. 사람은 적응하는 동물이라더니 아무 위화감 없이 처해진 환경에 녹아드는 나를 보면 가끔 놀라기도 한다. '의원에서도 잘할 수 있을까' 하고 많이 걱정했는데 그 또한 쓸데없는 기우였다. 그러고 보면 뭐든 안 해 보고 후회하는 것보다 해 보고 후회하는 편이 낫다.

불친절한 외국인 간호사

　소아과, 절대 만만치 않은 곳이었다. 일을 시작한 지 두 달 만에 뼈저리게 후회했다. 교대근무도 아니고 응급 환자도 없어서 몸은 편했지만, 지금까지 공부해 온 분야와 완전히 달라서 힘들었다. 가장 어려웠던 부분은 예방접종과 관련된 내용이었다. 모자 수첩에 적힌 예방접종의 종류와 기간을 외우는 게 쉽지 않았다. 소아간호는 국가시험 때 열심히 암기하고, 시험이 끝나자마자 깨끗이 잊어버리는 과목이 아닌가? 사실 소아 병동에 가지 않는 이상 외울 필요가 거의 없다.

　간호 주임님도 여기 들어오는 신규는 예방접종 때문에 고생한다고 했다. 그것도 그럴 것이 예방접종 종류가 무려 열 종류가 넘었다. 한국에서 접종하지 않는 예방접종도 있어서 꽤 당황했다. 예를 들어 한국은 MMR(홍역, 볼거리, 풍진) 예방접종을 시행하지만, 일본은 MMR 예방접종이 없어지고 MR(홍역, 풍진) 예방접종만 시행하고 있다. 볼거리 예방접종은 임의 접종이고 유료다.

　정말 피하고 싶었던 일은 소아 예방접종 스케줄 안내하기였다. 예방접종은 생후 개월마다 맞는 주사가 다르고, 일정 기간을 두고 맞기 때문에 간호사가 지정한 스케줄대로 움직인다. 혹시라도 내가 날짜를 잘못 계산해서 설명하면 의료사고로 이어질 수 있다. 아무래도 자녀분을 맡기는 보호자 입장에서 민감하게 반응할 수밖에 없다. 처음에는 스케줄 표를 주머니에 넣고 다니며 달달 외우고, 보호자에게 안내하기 전에 다른 간호사에게 올바른 스케줄을 적었는지 확인받았다. 매우 번거로웠지만 중요한 일이기에 당연히 감수해야 하는 부분이었다.

예방접종만큼 힘든 일이 또 있었다. 소아와 보호자 응대하기였다. 이들을 어떻게 대하면 좋을지 잘 몰랐다. 오랫동안 응급의료센터에서 근무하다 보니 말을 정확하고 빨리 전달하는 게 중요했다. 그리고 중증 환자들 앞에서 가볍게 웃을 수 없었기에 활짝 웃는 법도 잊어버렸다. 이상하게 간호복만 입으면 기분도 차분해지고 목소리도 점점 낮아져서 누가 보면 화난 걸로 오해하기가 충분했다. 예전에 가끔 소아 병동에 가면 미소와 친절을 겸비한 간호사를 볼 수 있었다. 사실 그런 간호사를 볼 때마다 정말 대단하다고 생각했다. 바쁜 와중에 환한 미소를 잃지 않고 친절을 베푸는 게 쉬운 일이 아니라는 것을 알고 있었다. 난 소아과에 와서까지 긴장의 끈을 놓지 않았고 무뚝뚝하게 아이들을 대했다. 가끔 나에게 질문을 던지는 아이들에게 조금 퉁명스럽게 대답했다. 가뜩이나 주사도 싫은데 그것보다 더 무서워 보이는 간호사가 있었으니… 얼마나 무서웠을까? 초기에는 소아과에 익숙해지느라 거기까지 생각이 미치지 못했다.

그러던 어느 날 조회 시간에 원장님께서 포털 사이트 리뷰에 댓글이 달려서 프린트해 왔다며 읽어 보라고 말씀하셨다. 조회가 끝나고 종이를 읽어 보는데 너무 놀라서 가슴이 철렁 내려앉았다. "불친절한 외국인 간호사"라는 제목의 글은 누가 봐도 날 겨냥한 글이었다. 이 병원의 외국인 간호사가 있는데 그분이 아이들에게 너무 불친절하다는 내용이었다. '아니, 내가 아이들에게 모질게 굴고 짓궂게 행동한 것도 아닌데 나한테 왜 이렇게까지 하나?' 하고 너무 억울했다. 끝까지 읽어 보니 소아과라면 미소와 친절이 기본인데 그런 기본적인 소양도 갖추지 않은 간호사라고 지적했다. 충격 그 자체였지만 인정해야 할 부분이었다. 더군다나 소아과 의원은 입소문이 빠르게 퍼지는 곳이기 때문에 더욱 서비스에 신경 썼어야 했다. 거기까지 생각하지 못한 자신이 조금 원망스러웠다.

리뷰를 읽은 뒤부터 며칠 동안 충격에서 헤어나오지 못했다. 아이와 보호자를 대하는 게 무서워졌다. 또 내가 마음에 들지 않아서 인터넷에 불만 글을 올릴까 봐 두려웠는데 그런 일이 더는 없었다. 나도 차츰 익숙해지고 여유가 생겨 잘 웃게 되었고 친절을 항상 염두에 두며 일했다. 바뀐 내 모습에 보호자도 아이들도 천천히 내게 마음을 열어 주었고 원만한 관계를 이어갔다.

소아과… 괜찮은데?

　이전에 다니던 병원에서 5년 동안 일했을 때 딱 한 번 병에 걸린 적이 있다. 그게 인플루엔자 A형 독감이었다. 매일 붙어 다니던 동기에게 옮은 것이었다. 독감 말고 병 때문에 일을 쉬어 본 적이 없었다. 하지만 소아과에 다니기 시작하고 얼마 지나지 않아 온갖 병을 앓았다. 감기는 기본이고 마이코플라스마 폐렴, 기침 천식, 헤르팡지나(포진성 구협염), 위장염 등 걸어 다니는 종합병원이었다. 처음 1년 동안은 감기약을 달고 살았고 마이코플라스마 폐렴으로 천식을 얻어 기침 억제제, 기관지확장제와 휴대용 네블라이저를 오래 복용했다. 정말 약국에 구비된 기침약은 다 먹어 봤다. 기침이 너무 심해 누워서 잠자기도 힘들었고 처치실에서만 일해야 했다.

　오키나와에 와서 급작스럽게 몸이 약해진 건지 아니면 나이가 들어서 면역력이 떨어진 건지, 이러다가 죽겠다 싶어서 간호 주임님에게 상담했더니 원래 소아과에 처음 오는 간호사라면 누구나 거쳐야 하는 시련이라고 했다. 소아가 지닌 균은 어른이 지닌 균보다 강력해서 감염력이 강하다고 했다. 금시초문이었지만 직접 경험해 보니 사실인 듯했다. 이러다가 월급보다 약값이 더 나올 것 같아서 '소아과 때려치울까?' 하고 고민하기도 했는데

2년 차로 접어들자 더는 병을 앓지 않게 되었다. 그새 많은 세균과 바이러스의 면역을 획득한 듯했다. 그 덕분에 소아 질병에 관해 많은 공부가 되었다. 직접 앓고 보니 더 이해하기 쉬웠다고 해야 하나? 아이러니하게도 말이다.

보호자에게 컴플레인을 받고 갖은 병에 걸려도 소아과 간호사 생활은 나름 즐거웠다. 아이들은 너무 귀엽고 사랑스러웠다. 낯가림이 심하고 짓궂은 아이도 많았지만 살가운 아이도 많았다. 내 이름표를 보고 외국인이라며 신기해하는 아이도 있었고 한국어로 인사해 주는 아이도 있었다. 아이들은 쑥스러움을 잘 타지 않아서 적극적이고 당돌하기까지 했다. 직원들도 정말 가족처럼 편하게 잘 대해 주었다. 오키나와 생활에 필요한 정보도 얻고 가끔 먹을 것도 나누어 주었다. 개원한 지 오래된 소아과라 아주머니 직원이 많았는데, 모두 한류 드라마에 푹 빠져 있어서 친해지기 쉬웠다.

오후 1시부터 3시까지는 예방접종만을 위한 시간이라 많은 영아를 만날 수 있다. 영아는 어린이집에 다니지 않아 질병을 얻을 일이 없어 진료하러 오지 않는다. 그래서 예방접종 시간에 만날 수 있다. 작고 말랑말랑한 아이들을 보는 것만으로도 힐링되었다. '이 아이의 보호자는 얼마나 행복할까?'라는 생각도 해 본다. 날 향해 웃어 주는 아이들에게 주사를 놓으면 가슴이 아프지만 우는 모습도 귀여워서 나도 모르게 엄마 미소를 짓게 된다. 절대 소아과 간호사는 되지 않겠다고 했던 나는 어느샌가 아이들을 좋아하는 간호사가 되어 있었다.

간호사 아르바이트

소아과에 취직하고 나서부터 마음의 여유를 되찾고 시간도 많아졌다. 몇 개월을 일하기-놀기-일하기-놀기를 반복하다가 이렇게 흥청망청 놀아도 되나 싶어 걱정이 되었다. 돈도 벌고 시간도 보낼 겸 고민하다가 간호사 아르바이트를 시작했다. 소아과가 쉬는 목요일이나 일요일, 공휴일에 파트 간호사 일을 구하기로 마음먹었다. 병원마다 다르겠지만 부업을 해도 되는 곳이 있고 부업을 해서는 안 되는 곳이 있다. 이를테면 국공립 병원의 간호사는 공무원이므로 아르바이트를 해서는 안 된다고 한다. 나중에 문제가 될 수 있으므로 부업을 시작하기 전에 알아 두는 것이 좋다. 이전에 일했던 동료 간호사(특히 생계를 책임지는 가장)도 시간이 날 때마다 다른 의료시설에서 아르바이트를 했다. 일본에서는 흔히 있는 일이다.

이번에는 알선해 주는 회사에 의뢰하지 않고 내가 직접 간호사 구직 사이트에서 요양 시설을 찾아봤다. 생각보다 오키나와에 소규모 요양 시설이 많았다. 직접 찾아보려면 'Indeed'나 'engage' 같은 일본 취업 사이트를 추천한다.

내가 지원한 곳은 9병상의 특별 양호 노인홈으로 한국의 노인 요양 공동 생활가정과 비슷하며 가정집 같은 주거 시설에서 어르신을 돌본다. 지원하자마자 전화가 와서 면접을 보러 갔다. 대표는 날 마음에 들어하는 듯했으나 급성기 병원에서 온 간호사가 과연 요양을 잘할 수 있을까 하고 걱정하는 눈치였다. 일본 병원은 보호자가 병실에서 잘 수도 없고, 간병인도 상주할 수 없어서 환자의 전반적인 위생 관리는 전부 간호사의 몫이었다. 환자 회음부 간호부터 양치질, 기저귀 교환, 면도, 목욕, 산책까지 모두 담당 간호사가 했으므로 요양도 문제없었다.

노인홈의 업무는 바이탈 측정, 식사 보조, 목욕, 위관 영양 주입, 양치질 등과 같은 간병인이 할 수 있는 쉬운 일이 대부분이었다. 그 외의 의료 행위는 정말 가끔 항생제 수액을 투약하는 정도다. 한마디로 식은 죽 먹기보다 더 간단하다. 대표님에게 맡겨만 달라고 잘 설득하자 다음 주부터 출근하라고 했다. 일본 파트 간호사 시급은 평균 1,500~1,700엔이다. 나는 시간당 1,700엔을 받았다. 그럼 하루에 약 13,600엔을 버는 것이다. 시급도 오키나와치고는 제법 괜찮다고 생각했다.

업무도 시급도 모두 만족이었던 노인홈으로 소아과가 쉬는 목요일과 일요일에 아르바이트하러 갔다. 근무 시간은 아침 9시부터 저녁 6시까지였다. 물품 확인은 없고 인수인계는 정말 간단하게 하는 편이라 출근 시간 10분 전에 도착할 수 있도록 움직였다. 편의점에서 점심시간에 먹을 도시락을 사고 노인홈에 들어갔다. 오전 근무는 간호사 2명이 환자 9명을 본다. 간호사 인력도 충분해서 편하게 일할 수 있었다. 환자는 대부분 70~90대의 어르신이고 나이가 들어 쇠약해진 분이나 뇌졸중으로 몸이 불편하신 분이었다. 장기 요양 등급으로 치면 4~5등급으로 다른 사람의 돌봄이 필요한 분들이다. 한 병실에 환자 1명이 누워 있고 방에는 보호자가 가져온 기저귀나 이불, 베개, 인형, 컵 등이 있었다.

노인홈에는 의식이 없는 환자가 대부분이라 위관 영양이 많다. 주입할 약과 영양액을 꺼내고 한 명씩 차례대로 연결한다. 위관 영양이 끝나면 잠시 앉아서 1~2시간 쉬다가 회음부 간호를 하며 기저귀를 교환한다. 중증 환자보다 기저귀 교환하기가 훨씬 쉽다. 기저귀를 갈고 나서 공책에 간호 기록을 쓰다 보면 어느새 점심시간이 된다. 그럼 또 위관 영양과 약을 주입한다. 입으로 섭취할 수 있는 환자는 도시락 업체에서 배달 온 도시락을 먹도록 한다. 환자를 휠체어로 옮긴 뒤에 거실 중앙에 있는 큰 식탁으로 이동시키고 식사하도록 도와준다.

환자의 식사가 끝나면 간호사가 교대로 점심을 먹는다. 1시간 휴식하면 그때부터 조금 바빠진다. 또 기저귀를 교환한 뒤에 휠체어에 앉을 수 있는 환자는 휠체어에 앉혀 중앙 거실에 이동시킨다. 환자들은 거기서 텔레비전을 보든지, 대화를 나누든지, 그림 놀이를 한다. 낮에는 가능한 일어나 있도록 다양한 자극을 주었다. 그리고 목욕이 필요한 환자는 간이침대로 옮겨 목욕을 시킨다. 집에 가기 1~2시간 전에 다시 침대를 눕히고 위관 영양과 저녁 약을 준다. 밤에는 요양보호사밖에 없어서 의료 행위는 모두 끝내놓아야 한다. 오후 6시에 요양보호사가 오면 간단하게 인수인계하고 퇴근한다.

노인홈은 넓지 않아 다리가 아플 일도 없고 환자 수도 적어서 업무가 그리 복잡하지 않았다. 2~3번 근무해 보면 금방 적응한다. 처음부터 큰 병원에 취직하기가 두렵거나 일본어가 서툴러도 한국에서 요양병원에서 근무한 경험이 있는 분이라면 돌봄 서비스 시설에서 일을 시작해 보는 것도 추천한다.

TIP 일본 병원 종류

의료법이 정한 의료시설

· 개설자별 분류

종류	특징
일반병원 (病院)	의료법인, 사회복지법인, 공영법인 등이 있으며, 70% 이상의 병원이 의료법인에 속한다.
공립병원 (公立病院)	○○현립병원, ○○시립병원 등이 있으며, 도도부현(都道府県)과 시정촌(市町村) 지자체가 운영하는 의료기관이다. 일반 진료와 재해 의료, 고도의 의료 등을 제공한다.
국립병원 (国立病院)	후생노동성이 담당하는 독립행정법인 국립병원기구가 운영하는 의료시설이다. 의료 제공, 조사, 연구, 의료 기술자의 연수를 시행한다.
대학병원 (大学病院)	대학 부속 병원을 말한다. 일반적인 병원 업무 이외에도 의료 기술을 연구 또는 개발하는 연구 기관, 의료인 육성 교육기관의 역할도 한다.

· 기능별 분류

종류	특징
병원 (病院)	다양한 진료과와 20병상 이상의 병원이다. 주로 입원 치료가 필요한 환자가 대상이다.
종합병원 (総合病院)	100병상 이상의 병원이다. 내과, 외과, 산부인과, 이비인후과 등의 5개 진료소와 중환자실, 강의실, 병리 검사시설 등의 시설을 갖춘 병원이다.
특정기능병원 (特定機能病院)	400병상 이상의 병원이다. 고도의 의료와 의료 기술 및 개발을 접하면서 지식과 기술을 갈고닦을 수 있다.

종류	특징
지역의료지원병원 (地域医療支援病院)	200병상 이상의 병원이다. 지역 의료 확보를 도모하며, 지역주민에게 가깝고 폭넓은 의료를 제공한다.
임상연구중핵병원 (臨床研究中核病院)	일본의 혁신적인 의약품, 의료기기를 개발하며 질 높은 임상 연구를 추진하고자 국제 수준의 임상 연구와 의사 주도 치험(治験)의 중심적 역할을 맡는다. 차세대에 더욱 질 좋은 의료를 제공하기 위해 창설되었다.

· 병원이 아닌 의료시설

종류	특징
의원, 클리닉, 진료소	침상 수가 19상 이하다. 의사 또는 치과 의사가 의료 또는 치과 의료업을 시행하는 장소다.
조산소	조산사가 공중 또는 특정 여러 사람을 위해 업무를 수행하는 장소다.

* 일본의 개호 시설 종류(공적 시설)

· 개호(介護): 곁에서 돌본다는 의미로 간호, 돌봄, 간병이라는 뜻

· 개호도(介護度): 요개호 인정, 요지원 인정으로 판정된 간호 필요성 정도

(우리나라의 노인 장기요양등급과 비슷한 개념)

코로나19 비상사태

2019년 연말부터 확산된 코로나19의 영향으로 소아과 외래 진료 시스템이 크게 바뀌었다. 일본은 2020년 도쿄 올림픽 개최 여부로 코로나19 비상 대책이 다른 나라보다 한참 늦었다. 게다가 오키나와는 본토와 멀리 떨어진 지역이다 보니 처음에는 감염병이 그리 유행하지 않았으나, 미군 군부대에서 집단 감염이 발생하고 오키나와로 오는 관광객에게서 감염된 사례도 많아지면서 결국 5월 초에 오키나와현 지사가 긴급사태선언을 했다. 하지만 그때 당시의 코로나19는 아동에게는 잘 나타나지 않아 소아과에서 확진자를 만나는 일은 드물었다. 곧 종식되겠지 하며 끝나기만 바라고 있다가 어린이집이나 학교에서도 확진자가 한두 명씩 나오더니 집단 감염도 발견돼 모든 직원이 모여 긴급회의를 열었다.

소아과에 찾아오는 아이들의 증상은 10명 중 8명이 발열 또는 감기 증상인데 콧물이나 기침으로 오는 아이들 모두를 어떻게 격리할 것이며 격리하려고 해도 방이 없었다. 가장 골치 아팠던 것은 처치(콧물 흡인과 네블라이저)를 어떻게 시행할 것이냐였다. 콧물 흡인과 네블라이저를 하면 분비물이 사방으로 튄다. 환기를 자주 한다고 해도 분비물은 처치실에 둥둥 떠다닐 것이다. 그렇다고 내가 숨을 참을 수 없으니 감염되기 쉽다. 당분간 처치를 하지 않는다고 하면 보호자들의 항의가 있을지도 모르는 상황이었다. 처치만 해달라고 찾아오는 보호자가 제법 있었기 때문이다.

원래 열이 있어도 감염병이 의심되지 않으면 대기실에서 기다리게 했는데, 코로나19 감염 예방에 따라 미리 원무과와 시간을 정한 뒤에 그 시간에 맞춰서 방문하고 코로나19 의심 환자는 차 안에서 진료하는 식으로 진료가 바뀌었다. 열은 없는데 콧물, 기침만 있는 환아는 주위에 코로나19 확진자가 없으면 대기실에서 기다리라고 지시했다. 익숙하지 않은 진료 방식에 직원들은 혼란에 빠지고 진료 시간도 크게 늘었다. 원래 초과 근무가 없는 편이었는데 종종 초과 근무를 하게 되었다. 코로나19는 정말 여러모로 사람을 지치게 했다.

또 하나의 문제가 있었다. 제대로 갖춰지지 않은 의료 물품이 문제였다. 마스크, 페이스 쉴드, 방호복, 방호 고글, 위생모 등을 주문했지만, 마스크 빼고는 전부 품절이었다. 큰 병원에서 대량으로 구입한 듯했다. 오키나와는 본토가 아니라서 불편한 점이 이만저만이 아니었다. 뭐 하나 품절이면 재입고되는 데 시간이 걸린다. 대부분 배나 항공기로 물건이 건너오는데 혹시라도 태풍이 오면 그만큼 입고가 지연된다. 의료 물품도 그렇고 택배도 그렇고 인터넷 쇼핑몰에서 물건을 구입하면 배송비도 추가되고 시간도 더 소요된다.

마스크라도 잔뜩 쟁이고 싶어서 주문했지만, 20상자밖에 구하지 못했다. 원래는 하루에 마스크를 2번 정도 교환했는데, 이제는 하루에 1장밖에 못

쓰게 되었다. 의료 물품을 펑펑 쓰는 사치스러운 생활은 끝났다. 하지만 손 놓고 있을 수가 없어서 주임님이 다이소나 마트에 가 봤지만 역시나 품절이었다. 결국 마스크, 페이스 쉴드, 위생모는 손수 만들어 보자며 다이소에서 재료를 사서 제작하기로 했다. 그때 오키나와에서는 마스크 만들기, 페이스 쉴드 만들기가 한창이었다. 텔레비전에서 특집으로 다룰 정도로 열기가 뜨거웠다. 우리나라처럼 약국에서 마스크를 배분하지 않아서 마스크 구하기가 하늘의 별 따기보다 힘들었다. 인터넷에서 마스크 도안을 프린트한 뒤에 천을 오리고 꿰매면 완성이다. 평소에 바느질 솜씨가 좋은 주임님이 천 마스크를 넉넉하게 10장 정도를 만들어 직원들에게 선물했다. 판매해도 될 정도로 정말 꼼꼼하고 튼튼하게 만들어 주어서 세탁하며 잘 쓰고 다녔다.

페이스 쉴드는 안 쓰는 클리어 파일과 문틈에 붙이는 방한용 스펀지, 찍찍이 테이프로 만들었다. 파일이 조금 불투명해서 앞이 조금 잘 보이지 않았으나 나름 괜찮았다. 진짜 페이스 쉴드가 올 때까지 대체용으로는 훌륭했다. 이것도 주임님이 뚝딱뚝딱 인원만큼 만들어서 선물했다. 그러고 보면 간호 주임도 아무나 하는 게 아니구나 싶었다. 코로나19 팬데믹이라는 처음 겪는 비상 상황에서도 할 수 있는 일은 침착하게 해나가는 주임님을 보며 감동했다. 코로나19로 진료 시스템이 바뀌면서 많이 힘들고 스트레스도 많이 받았는데. 위기의 순간에 함께 시행착오를 겪으며 안정을 되찾았다.

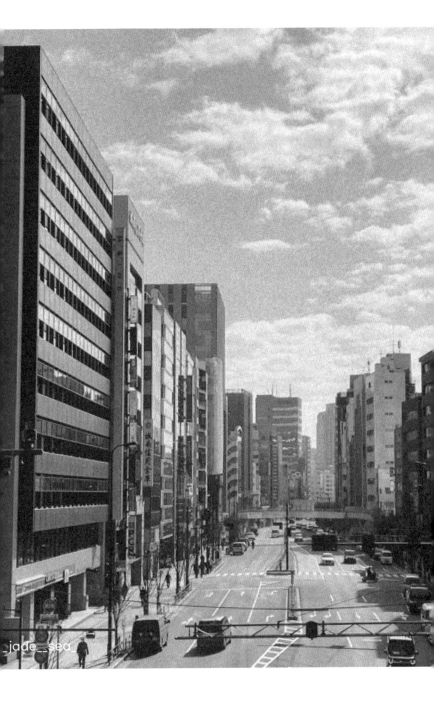
_jade__sea_

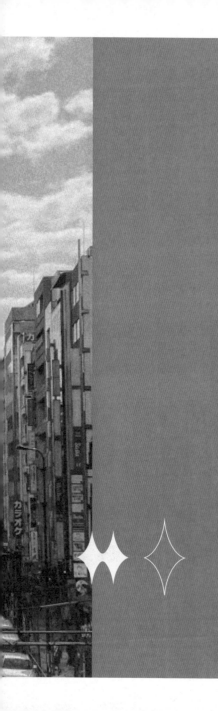

7장

금의환향,

해외 간호사의
한국 병원
적응기

역시 간호사가 좋아

코로나19가 예상과 달리 장기화되면서 해외여행은커녕 일본 국내 여행도 자유롭게 다니지 못했고, 어디 멀리 나가려고 하면 직장 동료와 원장님의 눈치를 살피는 지경에 이르렀다. 직장 내에서 한 명이라도 코로나19 확진자가 나오면 그날로 병원 문을 닫게 되니 모두 여행이든 모임이든 삼갔다. 날 더욱 슬프고 힘들게 한 것은 고향에 돌아가지 못하는 사실이었다. 일 년에 두 번 정도는 한국에 다녀왔는데 이제는 한 번 가기도 어려운 상황이었다. 무엇보다 한국으로 가는 비행기가 없었다. 오키나와는 일본에서도 한참 떨어진 외딴 섬이고 도쿄, 오사카보다는 관광하러 오는 사람이 적어서 아무래도 한국행 비행기는 일찌감치 없어진 듯했다. 내가 오키나와에 갇혀 있으려고 교토의 삶을 정리하고 온 게 아니었는데 말이다.

'내달에는 코로나가 종식되겠지. 끝나겠지.' 그렇게 일 년이라는 무의미한 시간이 흘렀다. 오키나와에서 옴짝달싹도 못 하는 생활이 지긋지긋해졌다. 나는 슬슬 일본 생활을 정리해야 할 때가 왔다고 직감했다.

원장님께 한국으로 돌아가겠다고 사직서를 내고 귀국할 채비를 했다. 그

동안 모아둔 공부한 책과 옷을 처분하는데 고생했다. 괜찮아 보이는 물건은 전부 리사이클 숍에 팔았다. 전자제품과 가구는 주위 사람들에게 나눠주거나 수거 전문 회사에 팔았다. 짐을 처분하기는 어렵지 않았으나 비행기 예약이 말썽이었다.

예약해 둔 한국행 비행기가 출발 2주 전에 돌연 취소되었다. 그래서 급히 다른 항공사에 예약했는데, 며칠 뒤에 또 취소되었다. 그때까지 그런 적이 없어서 매우 불안하고 초조했다. 집도 내놓고 퇴거 신고도 하고 연금도 탈퇴해서 일본에서 머물던 집에도 못 돌아가는 상황이 되었다. 결국 눈물을 머금으며 도쿄로 경유하는 고가 항공사 비행기를 예약했다. 편도만 100만 원 가까이 들었다. 통상 4배 비싼 금액에 혀를 내둘렀다. 그래도 다른 나라에 비하면 싼 편이라 오히려 다행이지 싶었다. 그리고 하나 더 안타까웠던 점은 갑작스러운 엔저 현상(엔화 약세, 엔화의 가치가 떨어지는 현상을 가리킨다)으로 모아둔 돈도 다 환전하지 못한 채 돌아왔다. 코로나19가 잠잠해지면 다시 돌아오겠다고 다짐하며 비행기에 몸을 실었다.

우여곡절 끝에 한국으로 돌아왔다. 육체적으로도 정신적으로도 고단하고 힘든 귀국이었다. 귀국하자마자 친오빠 집에서 2주 동안 격리했다. 귀국하고 받은 코로나19 검사의 결과는 음성이었지만 반드시 격리가 필요했다. 그때 당시 정부는 해외 입국자의 위치를 GPS로 추적하며 감시했으므로 꼼짝없이 원룸 안에 갇혀 있었다. 격리하는 동안은 할 일이 없어서 미래에 대한 여러 계획을 세웠다. 그동안 한국에서 하고 싶었던 일이라든지 앞으로 뭐 하면서 먹고살지를 고민했다.

그러다가 문득 간호사 외의 다른 일도 해 보고 싶었다. 내가 간호 이외에 잘하는 것은 일본어뿐이라서 일본어 출판 번역 아카데미에 다니면서 번역 회사에 취직했다. 2년 동안 교대근무도 없고 바쁘지도 않고 초과 근무 없는 일반 회사원으로 살아봤는데 나와 맞지 않았다. 화장실에 가는 거 빼고는 눈치가 보여서 움직이지도 못했다. 장시간 앉아 있으면서 허리 통증과 어깨 통증으로 너무 힘들었고, 점심 먹고 바로 컴퓨터 앞에 앉아 키보드를 치는 따분한 생활에 질려 오래 다니지 못했다. 더군다나 간호사보다 턱없이 부족한 월급을 받아서 의욕도 없어지고 생활도 힘들었다. 그러다가 문득 다시 간호사 생활이 그리워졌다. 꼭 간호사를 하지 않아도 먹고살 수는 있었으나 무료하게 지내는 게 싫었다. 응급실에서 느끼는 긴장감과 긴박함… 그 속에서 피어나는 짜릿함을 다시 한번 느끼고 싶어서 결국 회사를 그만두고 한국에서 간호사를 해 보자고 결심했다. 그리고 병원 면접을 보러 다니기 시작했다.

한국 간호사로 거듭나기

'한국 병원은 해외 간호사 경력을 인정해 줄까?'

한국 병원에 면접을 보기에 앞서 이 부분이 가장 마음에 걸렸다. 해외 간호사 경력을 인정해 주지 않으면 완전 신규 간호사가 되는 것이다. 7년 동안 간호사로 일한 내 경력은 물경력이 되어 버린다는 생각에 머리가 찌릿했다. 개인적으로 신규 간호사 연봉을 받기에는 억울했고, 그렇다고 7년 차 연봉을 받기에는 한국 병원 시스템을 이해하지 못해 실력이 부족했다. 그래도 3~4년 일한 응급실 경력이라도 인정해 주면 좋겠다는 심정으로 면접에 임했다.

첫 번째로 면접을 본 병원은 정형외과 병원이었다. 척추, 관절 수술을 전문으로 하는 100병상도 안 되는 소규모 병원이었다. 병동 수간호사 선생님은 내 특이한 이력서를 보며 조금 당황한 얼굴을 감추지 못했다. 해외에서 오신 분은 처음이라며 신기해하면서도 날 어떻게 대해야 할지 고민하는 눈치였다. 기본 간호 술기는 물론이고 응급 처치도 가능하다고 내 장점을 확실하게 어필했더니 연봉을 협상할 때 신규 간호사로 취급해 주지 않고 3년 차로 인정해 주었다. 나름 선방했다고 나 자신을 칭찬했다.

그다음에 집에서 그리 멀지 않은 요양병원으로 면접을 보러 갔다. 300병상이 넘고 중환자실까지 있는 요양병원이었다. 오키나와에서 짧게나마 요양 시설에서 일한 경험이 있어서 요양병원도 나쁘지 않겠다고 생각했다. 요양병원 간호 과장님께도 비록 일본 간호사 경력밖에 없으나 임상 경험은 풍부하다고 어필했지만, 병원에서 정해진 연봉밖에 책정할 수 없다며 신규 간호사 연봉을 제시하였다. 다소 실망스러운 결과였다.

한방 병원도 마찬가지였다. 곧 오픈하는 한방 병원으로 면접을 보러 갔다. 한방 병원도 병원에서 정한 연봉 이상은 줄 수 없다고 딱 잘라 거절했다. 제시한 연봉 금액은 10년 차, 20년 차 간호사와 똑같다고 하니 할 말이 없었다.

마지막으로, 200병상의 준종합병원 응급실에 지원했다. 병원에 중환자실이 없어 심폐 정지나 중증 외상 환자는 받지 않는다고 했다. 개인적으로 오랫동안 응급실을 쉬어서 급성 중증 환자를 보살필 능력이 되지 않아 다행이었다. 지금 내 수준에 알맞은 병원이라 생각하고 지원해 면접을 봤다. 간호부장님은 일본 병원이든 한국 병원이든 응급실에서 쌓은 경력 모두 인정해 주었다. '해외 경력이든 국내 경력이든 역시 관련 있는 병동에 가야 우대받는구나!' 하고 놀랐다.

집에서 어느 병원에 갈지 고민했다. 내가 경험해 보지 못한 새로운 분야인 정형외과를 가야 할지, 이전에 경험해 본 응급실에 가야 할지를 한참 고심했다. 앞으로의 한국 간호사 생활에 큰 영향을 미치므로 신중하게 선택했어야 했다. 어떤 일이든 힘들어도 태움이 없는 병동에 가고 싶은 마음이 컸다. 나의 어리숙함을 넓을 아량으로 이해해 주실 간호사 선생님들이 나에게 가장 필요했다. 고심하다가 지난번 준종합병원 면접 보고 난 뒤에 응급실을 견학할 때가 떠올랐다. 이리저리 둘러보다가 응급환자구역에 있는 Emergency cart(응급 카트)가 눈에 확 들어오자마자 내 머릿속은 온통 응급실에서 일하던 내 모습으로 가득 찼다. 두근두근 가슴이 뛰었다. 응급실에서 다시 일하고 싶은 욕구가 팡 하고 솟구쳤다. 결국 난 응급실을 선택했고, 마침내 한국 간호사로 거듭나는 순간이었다.

비슷하지만 다른 환경

응급실에서 일해 보니 같으면서도 다른 점을 느낄 수 있었다. 예를 들어 간호체제부터 달랐다. 병원마다 다를 수 있으나 일본 응급실은 '팀 간호체제'로 한 명의 간호사가 한 명의 환자를 맡아 응급실에 들어오는 순간부터 나가는 순간까지 보고 기록하므로 더욱 깊이 있는 간호를 제공할 수는 있으나, 다른 간호사가 중간에 끼어들면 그 환자에 관해 아무것도 모르기 때문에 의료사고가 일어날 수도 있다.

내가 일하는 응급실은 '펑셔널 간호체제'로 차지 간호사는 의사 처방을 받고 인계하고 기록하며, 액팅 간호사는 모든 처치를 도맡아 시행한다. 이처럼 명확히 업무가 나뉘어 있어서 환자 파악이 비교적 느리고 놓치는 부분이 많을 수 있다. 난 일주일도 안 돼서 차지 간호사를 맡게 되었다. 일본 응급실에서 리더는 해 봤지만 차지는 처음이라 조금만 더 일해 본 다음에 하겠다고 했으나 부서 상황이 여의치 않았다.

차지 간호사가 되고 차지 업무에 익숙지 않아 놓치는 부분이 많았다. 다른 선생님들한테 늘 미안한 마음뿐이었다. 환자 또는 보호자가 수납하기 전에 미리 처방을 끊어 놓는 것이 차지 간호사의 중요한 업무인데, 꼭 처방을 한두 개 빠뜨려서 환자를 기다리게 하는 상황도 있었다. 그래도 '이 또한 지나가리라'를 되뇌며 스스로 없을 무(無)가 되어 열심히 했다.

특히, 일본과 다르게 한국에서 간호사 일을 하면서 날 당황하게 한 것이 크게 세 가지 있다. 첫째, 환자가 응급실에 들어오고 나갈 때까지의 흐름을 외우는 일이 만만치 않았다. 응급실의 루틴이라고도 하는데 처치를 먼저 하는지 검사를 먼저 가는지 입원시키는 방식이나 귀가시키는 방식 등, 기본 간호 술기보다 사무적인 일이 더 외우기 힘들고 익숙해지기까지 시간이 걸렸다.

둘째, 약 이름이다. 주사실에서 무슨 약이 있나 둘러보는데 식은땀이 절로 나왔다. 약은 대부분 상품명으로 출시되기 때문에 한국과 일본의 약 이름이 너무 달랐다. 단, 항생제라면 '-마이신', 부신피질 호르몬제라면 '-디졸'이라고 적혀 있으면 대충 '이런 약이겠네.' 하고 짐작은 할 수 있으나 그 외의 약은 검색해서 찾아보지 않는 이상 짐작하기도 어려웠다. 간호사도 처방을 확인한 뒤, 그 환자에게 적절한 약물인지 판단해야 하므로 약제 이름과 효능, 부작용을 숙지하는 것은 필수다. 울며 겨자 먹기로 닥치고 약 이름, 부작용, 적응증까지 상세하게 공부했다.

셋째, 한국과 일본의 기본 간호 기술이 크게 차이 나지는 않지만 미묘한 차이가 있어 당황했던 적이 한두 번이 아니다. 가장 기억이 남는 것은 혈액 배양 검사다. 혈액 배양 검사는 원인균을 진단하기 위해 혈액에서 세균이나 진균을 배양하는 검사다. 일본에서는 일반 라텍스 장갑을 끼고 채혈하는데. 한국에서는 멸균 장갑을 끼고 채혈한다는 것이었다. 어느 날 혈액 배양 검사를 하려는데 다른 간호사가 내게 오더니 왜 멸균 장갑을 끼지 않으냐고 물었을 때 당황했던 느낌은 지금까지도 생생하다. 입사하기 전에 유튜브로 기본 간호 기술을 익혀 두는 것은 필수다. 요새 세상이 너무 좋아져 현직 간호사 유튜버가 신규 간호사를 가르치는 프리셉터의 마음으로 아주 친절하게 알려 준다. 참 많은 도움이 되었다. 그래도 연차가 있다고 처음 보는 것도 금방 손에 익었다.

그 밖에도 도지(레귤레이터 수액 세트)와 헤파린캡은 한국에서 처음 봤는데 임상에서 자주 쓰이는 물건 같아서 다른 선생님에게 어떻게 사용하느냐고 물어봤다. 처음에는 이런 사소한 것을 물어보기가 조금 창피했다. 하지만 새롭게 시작하려는 병원에서는 '난 신규 간호사다.'라고 생각하며 마음을 비우고 처음부터 시작하는 마음으로 임하자. 가장 중요한 마음가짐은 배우려는 자세이고, 아주 사소한 거라도 질문하는 데 거리낌이 없어야 한다. 묻는 것을 부끄럽게 생각하면 발전하지 못하고 제자리걸음만 하며 의료 사고로 이어질 수도 있다.

불치하문(不恥下問)이라는 한자 성어가 있다. 모르는 것이 있으면 아랫사람에게 묻는 것을 부끄럽게 여기지 않는다는 뜻이다. 나보다 한참 후배라도 내가 모르는 것이 있으면 바로 묻고 몸에 익힌다. 막상 상대방은 대수롭지 않게 생각한다. 그러므로 모르는데도 물어보지 않으면 한마디로 내 손해인 셈이다. 내가 더 큰 병원에서 왔다고 콧대를 세우고 도도하게 굴면 미움받기 십상이다. 항상 허리를 숙이고 낮은 자세로 일하자.

'한국 간호사 경력이 없으면 한국에서 일하기 힘들 거야.'

이렇게 걱정하시는 분이 많을 것이다. 나도 시작부터 지레 겁먹고 걱정하고 고민했지만, 꼭 모든 일이 나쁘게 돌아가지만은 않았다.

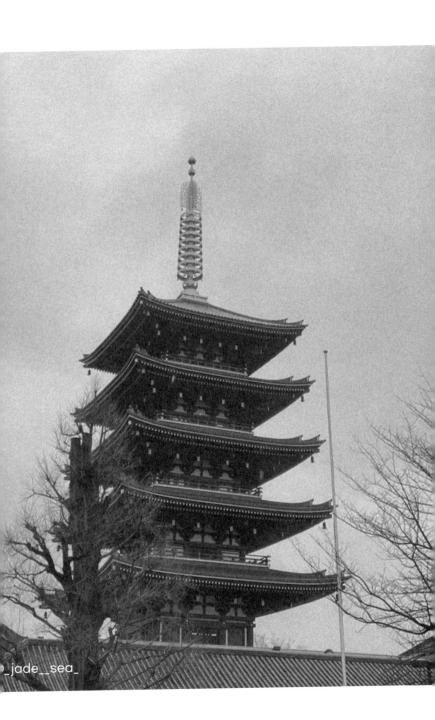
_jade__sea_

부록

일본
간호사에 대한
궁금증 해결

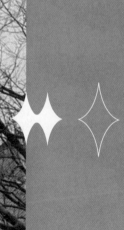

일본 간호사 국가시험 정보

1. 일본 간호사 국가시험의 문제 종류

· **필수문제**

  - 매우 중요하고 기초적인 내용을 묻는 문제입니다.

  - 총 50문제가 출제되며 한 문제당 1점으로 50점 만점입니다.

  - 필수문제는 80% 이상, 즉 50문제 중 40점 이상 맞혀야 합니다. 만약 일반문제와 상황설정문제가 만점이더라도 필수문제의 점수가 부족하면 불합격이 됩니다.

· **일반문제**

  - 현장에서 도움이 되는 지식이 우선으로 출제되며, 최근에는 기초간호학, 성인간호학, 건강 지원, 사회보장제도 과목에서 많이 출제된다고 합니다.

  - 총 130문제가 출제되며 한 문제당 1점으로 130점 만점입니다.

  - 시험문제 중 비율이 가장 높은데 60~70%를 차지합니다.

  - 11과목이 균등하게 출제되지 않으며 과목마다 출제율이 다릅니다.

· **상황설정문제**

- 상황설정문제에서는 단순한 지식을 묻지 않고 간호 과정을 이해하는 판단력과 과제를 해결하는 해결력을 묻습니다. 한마디로 응용문제라고 할 수 있습니다.

- 총 60문제가 출제되며 한 문제당 2점으로 120점 만점입니다.

- 필수문제와 일반문제보다 지문이 상당히 깁니다. 문장을 빠르게 이해하고 답을 푸는 능력이 필요합니다. 평소에 독해력을 키워 두는 것이 좋습니다.

· **일반문제와 상황설정문제에 출제되는 과목과 문제 수(2018년도 기준)**

과목	문제 수(일반문제)	문제 수(상황설정문제)
인체 구조와 기능	14문	-
질병 병태와 회복 촉진	10문	-
건강 지원과 회복 촉진	19문	-
기초간호학	17문	-
성인간호학	28문	5문
노년간호학	14문	3문
아동간호학	11문	3문
모성간호학	4문	4문
정신간호학	5문	3문
재택간호론	4문	2문
간호 통합과 실천	4문	2문
합계	130문	22문

· **시험 시간**

오전	2시간 40분(120문제)
오후	2시간 40분(120문제)

총 5시간 20분

2. 합격 기준

총 240문제, 300점 만점입니다. 합격하려면 다음 두 가지의 조건을 충족해야 합니다.

첫째, 필수문제는 80% 이상 맞혀야 한다.

둘째, 일반문제와 상황설정문제는 그해의 기준을 충족한다.

합격 기준이 해마다 다른 이유는 후생노동성에서 간호사 수급률을 감안해서 합격자 수를 조정하기 때문입니다. 일본 간호사 국가시험 평균 합격률은 90%이며, 합격 커트라인은 160~170점입니다(득점률 약 70%).

3. 일본 간호사 시험 심사 안내

외국 간호사 학교 양성소를 졸업 또는 외국 간호사 면허를 소지한 자로, 제출한 신청 서류로 심사 대상자가 일본 간호사 학교 양성소를 졸업한 자와 동등 이상인지 아닌지를 다음의 '인정 기준'을 토대로 심사합니다.

이하 ①~⑦의 인정 기준을 충족한 자에게 간호사 국가시험 수험 자격 인정을 시행합니다.

· **인정 기준**

① 외국 간호사 학교 양성소 수업 연한	상세한 내용은 가)~다)의 인정 기준에 의함
가) 간호사 학교 양성소 입학 자격	고등학교 졸업 이상(수업 연한 12년 이상) 또는 동등하다고 인정받은 자
나) 간호사 학교 양성소 수업 연한	3년 이상
다) 간호사 학교 양성소 졸업까지 수업 연한	15년 이상 또는 동등하다고 인정받은 자
② 교육 과목 이수 시간	이수 시간 합계가 97학점 이상(3,000시간 이상)으로 보건사조산사간호사 학교 양성소 지정 규칙(1951년 문부성·후생성 시행령 제1호) 등에 규정한 기초 분야, 전문 기초 분야, 전문 분야 I, 전문 분야 II 및 통합 분야 학점 수, 시간 수를 대체로 충족할 것
③ 교육 환경	일본 간호사 학교 양성소와 동등 이상으로 인정될 것
④ 해당 국가의 판단	해당 국가 또는 주 정부 등에서 정식으로 인정받은 간호사 학교 양성소일 것
⑤ 외국 간호사 학교 양성소 졸업 후, 해당 국가의 외국 간호사 면허 취득 유무	원칙적으로 취득하고 있을 것
⑥ 해당 국가의 간호사 면허를 취득한 경우의 국가시험 제도	국가시험 또는 이것과 동등한 제도가 확립되어 있을 것
⑦ 일본어 능력	일본 중학교나 고등학교를 졸업하지 않은 자는 일본어능력시험 N1(2009년 12월까지의 인정 구분인 일본어능력시험 1급을 포함. 이하 동일)의 인정을 받고 있을 것

· 심사 필요 서류

(1) 간호사 수험 자격 인정 원서

(2) 본인 확인 서류 원본(여권, 재류 카드 등)

　　본인 확인 서류 복사본

(3) 의사 진단서(일본 의사 면허증을 가진 의사에게 받은 건강진단서)

(4) 외국 간호사 면허증 원본

　　외국 간호사 면허증 복사본

　　외국 간호사 면허증 일본어 번역본

(5) 졸업한 외국 간호사 대학교 졸업 증명서 원본

　　졸업한 외국 간호사 대학교 졸업 증명서 복사본

　　졸업한 외국 간호사 대학교 졸업 증명서 일본어 번역본

(6) 성적 증명서 및 재학 당시의 실러버스

　　성적 증명서 및 재학 당시의 실러버스 일본어 번역본

(7) 외국 간호사 대학교 이수 과목, 학점 수, 시간 수 대조표

(8) 졸업한 외국 간호사 대학교의 팸플릿, 기타 서류

　　졸업한 외국 간호사 대학교의 팸플릿, 서류 일본어 번역본

(9) JLPT N1 합격증 또는 성적 증명서 원본

　　JLPT N1 합격증 또는 성적 증명서 복사본

(10) 간호사 자격 시험 합격증서 원본

　　간호사 자격 시험 합격증서 복사본

　　간호사 자격 시험 합격증서 일본어 번역본

(11) 졸업한 간호사 대학교 시설 현황서

　　졸업한 간호사 대학교 시설 현황서 일본어 번역본

(12) 외국 간호사 면허증이나 간호사 자격 합격증서 근거 법령 관계 조문

　　외국 간호사 면허증이나 간호사 자격 합격증서 근거 법령 관계 조문 일본어

　　번역본

(13) 사진 1매(6개월 이내에 촬영한 정면 사진 6×4cm)

　　　　　　　(10)~(13)은 필요에 따라 제출하도록 요구할 수 있다.

· 수험 자격 인정 절차 흐름(2022년 기준)

상황에 따라 절차와 방법이 달라질 수 있습니다. 자세한 내용은 후생노
동성 홈페이지를 참조하십시오.

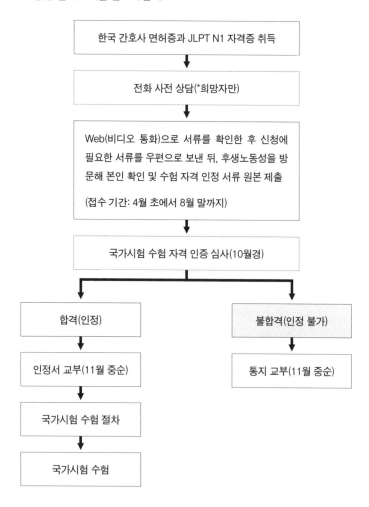

일본 간호사 종류

· **조산사(助産師)**

  – 조산사의 역할은?

   임산부와 출산부의 건강관리, 생활 지도, 분만·출산·모유 지도, 육아 지
   도를 시행한다.

  – 조산사가 되려면?

   간호사 면허를 취득한 자가 조산사 교육 기관을 졸업하거나 수료한 뒤
   조산사 국가시험에 합격해야 한다.

· **보건사(保健師)**

  – 보건사의 역할은?

   건강 유지와 질병, 상해 예방을 위해 보건소나 기업, 학교에서 보건 지
   도를 시행한다.

  – 보건사가 되려면?

   간호사 면허를 취득한 자가 보건사 교육 기관을 졸업하거나 수료한 뒤
   보건소 국가시험에 합격해야 한다.

· 재해 지원 간호사(災害支援ナース)

- 재해 지원 간호사의 역할은?

피해 지역의 의료시설이나 피난소에서 의료와 간호를 제공한다. 이재민
의 생활 지원과 심신 부담을 덜어 주는 역할을 한다.

- 재해 지원 간호사가 되려면?

임상 경력 5년 이상의 일본 도도부현 간호협회 회원이며, 재해 지원 간
호사 교육을 수강해야 한다. 또한 정기적으로 협회에서 개최하는 재해
간호 연수에 참여하는 등 여러 조건이 있다. 조건이 까다로운 편이다.

· 방문간호사(訪問看護師)

- 방문간호사의 역할은?

질병이나 장애, 임종 환자가 자택에서 요양할 수 있도록 지원한다. 건강
관리, 영양 지도, 의료 처치뿐만 아니라 상담이나 대화를 통해 환자와 보
호자의 불안을 덜어 주는 역할도 한다.

- 방문간호사가 되려면?

특별한 자격은 불필요하며, 간호사 또는 준간호사 면허증만 소지하면
된다.

· 인정간호사(認定看護師)

- 인정간호사의 역할은?

숙련된 간호 기술과 지식으로 특정 간호 분야에서 수준 높은 간호를 실
천한다. 간호 현장에서 간호의 폭을 넓히고 질 향상을 도모한다.

- 인정간호사가 되려면?

  간호사 면허증을 취득한 뒤, 임상 경력이 5년 이상(그중 3년 이상은 인정간호 분야의 임상 경력일 것) 되어야 한다. 인정간호사 교육 기관에서 교육을 수료(6개월, 615시간 이상)해야 한다. 인정간호사 인정 심사를 받고, 인정간호사 인정증 교부와 등록을 해야 하는데, 이는 5년마다 갱신(간호 실적과 자기 연찬 실적 서류를 심사)해야 한다.

- 인정간호사의 분야는?

  총 19분야로서, 감염 관리, 암 방사선 치료 간호, 암 약물 치료 간호, 통증 완화 간호, 크리티컬 간호, 호흡기 질환 간호, 재택 간호, 수술 간호, 소아 프라이머리 간호, 신생아 집중 간호, 심부전 간호, 신부전 간호, 생식 간호, 섭식 삼킴장애 간호, 당뇨병 간호, 유방암 간호, 치매 간호, 뇌졸중 간호, 피부·배설 간호가 있다.

· 전문간호사(專門看護師)

 - 전문간호사의 역할은?

  복잡하고 해결하기 어려운 간호 문제를 가진 개인, 가족, 집단에 수준 높은 간호를 효율적으로 제공한다. 특정 전문간호 분야의 지식과 기술을 갈고닦은 전문간호사가 보건 의료 복지의 발전에 공헌하는 동시에 간호학 향상을 도모한다.

 - 전문간호사가 되려면?

  간호사 면허증 취득한 뒤, 임상 경력이 5년 이상(그중 3년 이상은 전문

간호 분야의 임상 경력일 것) 되어야 한다. 간호대학원 석사 과정을 수료한 자로 일본 간호 대학 협의회가 인정한 전문간호사 교육 과정 기준 소정 학점(총 26학점 또는 38학점)을 이수해야 한다. 전문간호사 인정 심사를 받고, 전문간호사 인정증 교부와 등록을 하는데, 이는 5년마다 갱신(간호 실적과 자기 연찬 실적, 연구 실적 서류를 심사)해야 한다.

- **전문간호사의 분야는?**

총 13분야로서, 암 간호, 정신간호, 지역간호, 노인간호, 소아간호, 모성간호, 재해간호, 만성질환 간호, 급성 중증 환자 간호, 감염증 간호, 가족 지원, 재택 간호, 유전 간호가 있다.

일본 간호사 Q&A

인종차별을 겪거나 무례하게 행동하는 환자는 없었나요?

적어도 병동에서나 동기들 사이에서 외국인이라고 차별받은 적은 없었습니다. 오히려 외국인 간호사라며 격려해 주시는 분이 더 많았습니다. 하지만 아무래도 병원이다 보니 젊은 환자보다 어르신 환자가 더 많습니다. 우익 성향을 지닌 어르신께서 정치 이야기나 역사 이야기를 꺼내며 불쾌하게 할 때도 가끔 있었습니다. 그럴 때는 동요하거나 상처 받지 말고 "불쾌하니 이런 이야기는 삼가시면 좋겠습니다."라고 단호하게 대응하세요. 그래도 무례하게 행동한다면 혼자서 끙끙 앓지 말고 수선생님이나 선배 간호사에게 그 환자분과 마주칠 일이 없도록 조치해 달라고 상담하면 바로 조치해 주십니다.

한국인이라서 따돌림을 받지 않았나요?

여러분, 전 세계 케이팝(K-pop)과 한류 드라마의 열풍을 실감하시죠? 한국 문화에 관심 있는 일본 젊은이가 예상 외로 정말 많습니다. 한국 문화 덕분에 일본인들과 빨리 친하게 지낼 수 있었고 호기심에 먼저 말을 걸어 주는 일본인도 많아서 친구 사귀기가 수월했습니다. 저도 처음에는 일본어 회화가 안 돼서 휴게실에 사람이 들어오면 말 시킬까 봐 서둘러 피했습니다. 혼자 있는 시간이 길어지다 보니 이러다가는 친구도 못 사귀고 일본어도 안 늘겠다 싶어서 대담하게 행동했습니다. 서투른 일본어로 먼저 말을 거니 상대방이 너무 좋아하더라고요. 너무 걱정하지 마세요. 언제나 열린 마음으로 먼저 다가가면 그만큼 좋은 친구를 사귈 수 있습니다.

일본 간호사 국가시험은 어렵나요?

속 시원하게 말씀해 드릴 수 없어서 속상할 따름입니다. 국가시험 난이도는 해마다 다릅니다. 왜냐하면 후생노동성이 간호사 수급률을 감안해서 합격자 수를 조정하기 때문입니다. 또한 일본 간호사 국가시험 평균 합격률은 90% 이상으로 다른 국가시험과 비교할 때 높은 편입니다. 한국만큼 합격률이 높지요? 반대로 평균 불합격률은 10%로 6,000~7,000명이 불합격하는 상황입니다(자세한 내용은 부록 1. 일본 국가시험 정보를 확인해 주세요).

일본 간호사 국가시험에서 떨어지면 어떡하죠?

한국인 간호사들은 웬만하면 한 번에 붙습니다. 일본어는 한국어와 문법이 비슷해서 한자가 익숙한 한국인은 다른 나라보다 합격할 확률이 높습니다. 그래도 불합격을 경험해 본 제가 있으니 방심은 금물이네요. 국가시험에서 떨어질 수도 있으니 컨설팅 회사에서도 다양한 예방책을 제안합니다. 이를테면 저처럼 간호조수를 하면서 다시 도전하라든지, 애초에 준간호사 시험도 같이 치르라든지 등의 방법이 있습니다. 준간호사는 의료 행위도 할 수 있고 병동에서 담당 환자도 돌볼 수 있고 월급도 더 받으니까 간호조수보다 훨씬 낫지요. 그리고 나중에 간호사가 되면 그 병동에서 일할 수 있으니까 더욱 좋아요. 저는 단번에 붙을 자신이 있어서 준간호사 시험을 보지 않았는데 조금 후회했습니다. 보험 든다고 생각하고 준간호사 시험도 같이 치르는 것을 추천해 드립니다.

한국 간호사보다 더 많이 버나요?

조금 민감한 질문이기도 합니다만 큰 병원이냐, 작은 병원이냐에 따라 다르고 근무하는 지역, 병동에 따라 천차만별입니다. 이러한 조건으로 연봉이 달라지니 한국보다 연봉이 높냐 낮냐에 대해서는 속 시원하게 말씀드리기 어렵습니다. 그래서 참고할 만한 자료를 가져왔습니다. 다음 내용은 근무하시는 병원에 따라 상이할 수 있으므로 참고만 해 주세요.

· 일본 간호사 평균 연봉과 평균 월급

후생노동성이 발표한 2021년 임금구조기본통계조사에 따르면 2021년 간호사 평균 연봉은 498만 6200엔입니다. 조사 대상 평균 나이는 41.2세이며 근속 연수는 9.2년입니다.

* 발표된 자료는 기본급, 야근 수당을 포함한 각종 수당과 상여금도 포함된 금액입니다. 여기서 소득세나 사회보험비 등이 빠져나가므로 실제로 받는 금액은 표시된 금액보다 적을 수 있습니다.

* 세금이나 사회 보험료를 제외하면 세후 연봉은 평균 370만~400만 엔

입니다.

· 신규/중견 간호사 기본급

2021년도 병원간호외래간호실태조사에 따르면 신규 간호사 기본급은 20~21만 엔입니다. 근속 10년 차(비관리자직) 간호사의 기본급은 약 24.8만 엔입니다.

· 신규 간호사 첫 임금

	간호전문학교(3년제) 졸업 신규 간호사	대학교 졸업 신규 간호사
기본급	20만 3445엔	20만 9990엔
총액(수당 포함)	25만 9233엔	26만 7440엔

· 지역에 따른 평균 수입

수도권이나 간사이 지방, 도카이 지방 같은 대도시는 평균 연봉이 높은 편이고 시코쿠, 규슈, 오키나와 같은 섬이나 지방은 연봉이 낮은 편입니다.

후생노동성이 발표한 2021년 임금구조기본통계조사에 따르면 가장 연봉이 높은 지역은 도쿄(542만 엔), 그다음으로는 시가현(541만 엔), 야마구치현(534만 엔)입니다. 평균 수입이 가장 낮은 지역은 미야자키현(382만 엔), 오이타(414만 엔), 가고시마(423만 엔)입니다.

· 상여금

2021년 임금구조기본통계조사에 따르면 간호사 상여금 평균 금액은 85만 4600엔이며, 실수령액은 68만 엔 정도입니다(평균 연령 41.2세). 병원마다 다르겠지만, 간호사 상여금은 기본급×2.8~3개월분이 지급된다고 합니다. 간호사 상여금은 여름과 겨울, 두 번 지급하는 것이 일반적입니다. 여름 상여금은 6~7월 사이, 겨울 상여금은 12월에 지급됩니다. 따라서 신규 간호사는 4월에 입사하므로 여름 상여금 금액이 매우 적습니다.

일본 병원에도 태움 같은 악습이 있나요?

'태움'은 정말 없어져야 하는 악습이라고 생각합니다. 간호사를 태운다고 해서 의료사고가 일어나지 않는 것도 아니며 간호의 질이 올라가는 것도 아닙니다. 이미 한국 병원에서 태움을 당한 간호사나 태움을 목격한 간호 학생은 일본 병원에도 태움이 있을까 걱정할 수 있습니다. 일본도 병원마다 병동마다 분위기와 사람이 다르기 때문에 태움이 있다/없다 확실히 답변해 드리기 어렵습니다. 당연히 일본 병원에도 무서운 사람이나 쌀쌀맞고 짓궂은 사람이 있을 수 있습니다. 하지만 일본에는 '태움'이라는 말 자체가 없는 데다가 수직 관계보다 수평 관계를 지향하고 있습니다. 그리고 일본에서는 신규 간호사가 태움에 괴로워하며 자살하는 안타까운 이야기도 듣지 못했습니다. 저는 이런 썩어 빠진 태움이 싫어서 일본 병원으로 취직해야겠다고 마음먹은 것입니다. 그건 옳은 선택이었고 일본에서 저 나름대로 수평적인 관계에서 성장했다고 생각합니다.

남자 간호사도 있나요?

당연히 있습니다. 응급의료센터에서 같이 일한 한국인 간호사도 남자분이 었습니다. 일본 병원 측도 남자 간호사를 적극적으로 채용하고 있습니다.

유난히 특수 병동에는 남자 간호사가 많은데, 응급의료센터도 간호사 절반이 남자 간호사였습니다. 그리고 남자 수선생님도 계셨습니다. 한국과 마찬가지로 남자 간호사는 많은 도움이 되고 든든합니다. 걱정하지 마시고 많이 도전해 주세요.

일은 힘든가요? 한국처럼 바쁜가요?

본문 내용을 읽고 눈치챘겠지만, 특수 병동이든 일반 병동이든 병원의 규모가 클수록 바쁩니다. 한국 병원과 마찬가지로 입원 환자가 많거나 담당 환자가 급변하면 그날은 잔업을 할 수 있습니다. 병상 수도 담당 환자도 한국보다 훨씬 적은데 왜 바쁠까요? 그 이유는 아마도 간병인 제도가 없기 때문입니다. 환자의 위생 관리(기저귀 교환, 목욕, 식사 보조 등)도 간호사의 몫이므로 눈코 뜰 새 없이 바쁩니다.

일본 간호사 취업 컨설팅 회사를 알려 주세요

혼자서 지원할 병원을 찾아서 면접을 보고, 국가시험을 보려고 후생노동성에 서류를 제출하려면 시간도 오래 걸리고 서류도 통과되기 어렵습니다. 혼자서 그 많은 절차를 처리하려면 정신적으로 힘듭니다. 취업 컨설팅 회사는 비록 유료 서비스이지만 자신에게 맞는 병원을 찾아주고 일본 간호사가 되어 자립할 때까지 함께해 주므로 문을 두드려 보는 것을 추천해 드립니다.

· 제이커리어(일본 간호사 취업 컨설팅)

2012년부터 해외 간호사, 의사 등 의료직 관계 인재를 일본 국내 병원에 소개하는 '외국인 간호사 소개 사업'을 추진해 온 회사입니다. 그동안 길러 온 교육, 인재 육성에 관한 노하우와 네트워크를 바탕으로 2003년부터 준비를 시작했고 오랜 기간에 걸쳐 독자적인 한국인 소개 계획을 구축해 2010년부터 간호사를 소개하고 있습니다.

(http://www.jcareer.co.kr/sub01/sub02_7.php)

· 신니혼가쿠인(新日本学院, 외국인 간호사 육성 클래스)

일본어능력시험 합격과 병원 취업이 목적인 클래스로 간호사 국가시험 대책과 간호국가시험 수험 자격 인증도 지원한다고 합니다. 일본어능력시험과 의료 간호를 염두에 두고 일본어를 가르치는 동시에 일본의 문화, 일본인의 행동 양식까지 학습할 수 있습니다. 또한 학원에서 요양 시설 아르바이트, 병원 실습 등 의료 경험을 쌓을 수 있는 곳을 소개합니다.

(https://www.nja.co.jp/)

일본 간호사 근무 체제를 알려 주세요.

일본 병원은 2교대 또는 3교대 어느 쪽이 더 많을까요? 일본의료노동조합연합회가 조사한 2021년도 야근실태조사의 결과에 따르면 2교대 시설은 22.2%, 3교대 시설은 41.6%이며, 2교대와 3교대 혼합된 시설은 36.2%라고 합니다. 병동의 경우 2교대 체제가 전체의 44.0%로 3교대 체제는 매해 줄어드는 추세입니다.

· 2교대

오전 근무(日勤)	08:30~17:00
야간 근무(夜勤)	16:30~09:00

· 3교대

오전 근무(日勤)	08:30~17:00
저녁 근무(準夜)	16:30~00:30
심야 근무(深夜)	00:00~09:00

· 2교대 근무 패턴 예시

月(월)	火(화)	水(수)	木(목)	金(금)	土(토)	日(일)
日勤 (오전)	日勤 (오전)	日勤 (오전)	休み (휴일)	夜勤 (야근)	夜勤明け (야근 끝)	休み (휴일)
夜勤 (야근)	夜勤明け (야근 끝)	夜勤 (야근)	夜勤明け (야근 끝)	休み (휴일)	休み (휴일)	日勤 (오전)

이 내용은 병원에 따라 상이할 수 있으므로 참고만 해 주십시오.

오프 신청, 어느 정도 통하나요?

병원과 병동마다 다르겠지만, 일본 병원은 1년 차든 10년 차든 공평하게 오프 신청을 받으며, 희망하는 대로 쉽게 해 주는 편입니다. 한국 병원에서 신규 간호사는 근무표 노트를 보지도 못하고 만지지도 못한다는 이야기를 들은 적이 있습니다. 이런 이야기를 들을 때마다 정말 안타깝습니다.

일본 병동은 우선 한두 달 전부터 휴게실 문이나 게시판에 근무표 신청 종이를 붙여 놓습니다. 그러면 간호사가 오전 근무를 하고 싶은 날짜에는 N(닛킹[日勤]), 야근은 JS(쥰신[準深夜]) 그리고 오프면 동그라미를 적었습니다. 로테이션 교육을 받을 때도, 1년 차 때도 눈치 보지 않고 오프를 신청할 수 있었습니다. 저는 일 년에 한두 번 정도 한국에 갔는데 일주일 이상 오프를 받고 싶으면 한두 달 전에 따로 수선생님께 이야기하면 쉽게 해 주었답니다. 유난히 오프 신청이 많은 날에 어려울 것 같으면 저에게 동의를 구하고 다른 날로 휴일을 대체하는 등 수선생님은 항상 최선을 다해 주었습니다.

일본 간호사 이직률은 얼마나 되나요?

2021년도 병원외래간호실태조사에 따르면 간호사 이직률은 10.4%, 준간호사는 11.9%이며, 신규 간호사도 준간호사도 이직률은 각각 8.1%입니다. 간호사가 이직하는 이유로는 결혼, 출산 등의 생활양식 변화, 인간관계 고민, 근무 환경 불만, 직장 내 따돌림과 괴롭힘이 있습니다. 2017년도 간호직원(보건사, 조산사, 간호사, 준간호사 포함)의 노동실태조사결과에 따르면 11.6%가 성희롱을, 29.0%가 직장 내 괴롭힘을 당한 적이 있다고 대답했습니다. 그중에서도 간호 상사로부터 직장 내 괴롭힘이 있었다고 대답한 간호사는 전체 60%를 차지했습니다.

일본 간호사는 나이 제한이 있나요?

우선 일본 간호사 국가시험 자격에는 나이 제한이 없습니다. 사회인이든 주부든 외국인이라면 한국 간호사 면허증과 JLPT N1 자격증이 있으면 됩니다. 저와 같이 합격한 한국인 내정자들도 20대부터 40대까지 연령대가 다양했고, 열정이 있는 간호사라면 나이 제한 없이 뽑혔습니다. 그리고 제가 신규일 때 20~30대가 가장 많았고 40대 동기도 있었습니다. 원래 다른 일을 하다가 온 사람도 꽤 많았어요. 단, 병원에서 요구하는 나이 제한이 있을 수 있으므로 그 점은 주의해서 근무할 병원을 찾아보는 것이 좋습니다.

한국에서의 병원 근무 경력을 중요하게 보나요?

한국에서의 근무한 경력을 인정하는지는 병원마다 다릅니다. 저같이 아예 경험이 없는 간호사를 채용해 일본 병원 교육을 주입하려는 경우도 있고, 경력자를 뽑아 바로 병동에 투입하는 경우도 있습니다.

또한 일본 병원은 내가 어느 대학을 졸업했는지, 성적은 어땠는지, 한국에서 근무한 병원의 명성과 규모는 어떤지에 크게 관심을 두지 않지만, 근무한 병동의 경력을 중요하게 생각하는 것 같습니다. 일본어가 서툴러도 그 분야의 지식과 이해도가 높으면 병동에 빠르게 적응할 수 있기 때문입니다.

일본어 회화는 어떻게 극복했죠?

회화는 회화로 극복하는 법! 제 경험상 그것밖에 없는 것 같아요. 지름길은 없습니다. 현지에서 부딪히면서 배우고 습득하는 게 최고입니다. 처음 간호 조수로 일했을 때만 해도 병원에 외국인은 저밖에 없었습니다. 환자와 병동 사람들에게 피해를 주지 않으려고 몸짓, 손짓, 발짓을 다 써가며 말했습니다. 해외 생활이 처음이라 두렵고 무서울 수도 있지만, 주눅이 들면 절대 안 됩니다. 일본인들이 제 이름표를 보면 외국인이라는 사실을 알 수 있으니 '저는 외국인이니까 일본어가 서툴러도 조금 이해해 주세요.'라는 식으로 뻔뻔하게 행동했습니다. 앞에서 말했듯이 회식이나 행사가 있으면 가능한 한 참가할 것, 적극적으로 행동할 것. 이 두 가지만 잘하면 회화 실력은 빠르게 늘 겁니다.

일본어 공부, 어떻게 할까요?

먼저 일본 간호사가 되고 싶은 간호 학생은 JLPT N1을 취득하는 것이 가장 시급합니다. 자격증을 따기 위해 공부하면서 고급 일본어를 익히세요. JLPT N1을 취득하신 분은 공부도 좋지만, 일본어 회화도 중요하므로 회화 학원에 다닐 것을 추천합니다. 일본의 일상생활에 빠르게 적응할 수 있도록 최대한 한국에서 준비하는 것이 좋습니다. 일본에 가기 전까지 일본어의 감을 잃지 않도록 꾸준히 일본어에 자신을 노출하는 것도 잊지 마세요. 애니메이션, 만화, 드라마, 제이팝(J-pop) 등 뭐든 좋습니다.

그리고 일본 간호사 국가시험 합격률을 올리는 방법의 하나는 독해력이라고 생각합니다. 빠르게 문장을 이해하면 그만큼 시간이 절약되겠지요? 그래서 평소에 일본어 원서를 많이 읽고 독해력을 키우길 바랍니다. 나중에 신규 간호사가 돼서 공부할 때 책을 읽지 못하는 불상사가 생기지 않도록 미리 독해력을 길러 놓는 게 좋습니다.

종종 한자를 싫어하는 분을 만나기도 하는데, 일본어의 꽃은 한자라고 생각합니다. 한자가 어렵다고 포기하면 문서를 작성하기가 어렵습니다. 일본 병원에 취직하면 문서를 작성할 일이 자주 생깁니다. 특히 신규 때 1년 계획표, 소감문, 공부회 자료, 간호 기록과 같은 각종 서류를 작성할 때 한자를 써야 하므로 절대 손 놓지 마시고 공부하시길 바랍니다. 한자가 어려우면 좋아지도록 노력해 보세요. 저는 무작정 한자를 외우지 않고 한자에 담긴 뜻을 이해하려고 했습니다.

예를 들어 '看: 볼 간'이라는 한자는 손을 뜻하는 '手: 손 수'와 눈을 뜻하는 '目: 눈 목'이 결합한 모습입니다. 그러니까 '看'은 눈 위에 손을 올려놓은 모습을 나타냅니다. 따라서 '사물을 세심하게 관찰하기 위해 눈언저리에 손을 갖다 대고 살펴본다'는 뜻이 됩니다. 자, 이렇게 다른 관점으로 한자를 생각하면서 외우면 더 쉽게 잘 기억할 수 있습니다.

휴식 시간에는 제때 쉴 수 있나요?

휴식 시간은 1시간으로 정해져 있으므로 한가하면 1시간 쉽니다. 신규 간호사도 예외 없이 쉽니다. 혹시라도 일찍 나오면 왜 벌써 나오냐고 되레 한소리 듣습니다. 제가 휴식하는 동안에는 같은 팀의 간호사가 제 담당 환자까지 봐 줍니다. 하지만 바쁘면 굶을 때도 있고 컵라면 하나 겨우 먹을 때도 있습니다.

의사와의 관계는 어떤가요?

한국과 비슷하다고 생각됩니다. 연차가 높은 의사일수록 말 섞기가 힘들고, 연차가 낮은 의사일수록 말 섞기가 편합니다. 그래도 한국 병원보다는 좀 더 수평적인 관계이지 않을까 싶습니다. 짓궂은 의사도 있으나 개인적으로 유쾌한 의사가 더 많다고 생각합니다. 병동 회식 때도 꼬박꼬박 참가하면서 분위기를 띄워 주는 분도 많았고 병동 공부회도 주최하고 참가하는 분도 있었습니다.

그리고 전체 신규 채용자 오리엔테이션 때 의사, 간호사, 재활치료사, 치위

생사, 의료공학사, 원무과 등 다양한 과의 동기가 한자리에 모여 교육도 받고, 1박으로 OT도 가고, 농원으로 놀러 가는 등 병원에서 준비한 다양한 프로그램 덕분에 다른 의료인과의 사이도 좋았습니다. 그렇다고 모든 의사가 친절하다는 말이 아닙니다. 보고하는데 갑자기 전화를 끊는 분도 있었고 화내는 분도 있었고 아예 전화를 받지 않는 분도 있었습니다. 어느 나라든 까다롭고 신경질적인 분은 계시니 주의해 주세요.

간호사 이력서 쓰는 방법을 알려 주세요

제가 간호사 아르바이트를 시작하려고 했을 때, 이력서는 다음과 같이 작성했습니다. 컴퓨터로 작성해도 좋지만, 일본은 아날로그를 선호하기에 필기로 작성하는 것을 추천합니다.

① 날짜

- 이력서를 제출할 날짜를 기재한다.
- 연도는 서기(예: 2023년) 또는 연호(예: 레이와 5년) 어떻게 기재하든 자유다. 단, 서기와 연호를 번갈아 쓰지 않고 어느 하나로 통일한다.
- 오른쪽 위의 날짜는 면접에 지참하는 경우 면접 날짜를. 우편으로 보내는 경우 보낸 날짜를, 이메일로 보내는 경우 발송한 날짜를 기재한다.

② 이름, 생년월일

- 성과 이름이 구분되도록 성과 이름 사이에 공백을 둔다(예: 李 嬋我).
- 이름 위에 후리가나(한자 읽는 법, 보통 한자 위에 히라가나를 붙인다)가 히라가나면 히라가나(예: い そんあ)로, 가타카나면 가타카나(예:

イ ソンア)로 적는다.

- 생년월일, 나이도 서기 또는 연호 중 한 가지로 통일한다.

- 나이는 기재하는 날짜를 기준으로 만 나이를 적는다.

③ 주소

- 주소는 도도부현부터 건물 이름, 번지, 호실까지 빠짐없이 적는다.

- 주소를 적을 때 '〇丁目〇番〇号'는 '〇-〇-〇'라고 간단하게 적어도 된다.

④ 증명사진

- 증명사진은 3개월 이내에 촬영한 사진을 사용하는 것이 바람직하다.

- 크기는 세로 3.6~4.0cm, 가로 2.4~3.0cm가 적절하다.

- 흰색 정장 셔츠에 검은색 정장 재킷과 같이 깔끔하고 차분해 보이는 복장이 좋다.

- 장발이면 머리를 뒤로 묶거나 등 뒤로 넘기면 깔끔한 인상을 줄 수 있으며, 단발이면 옆머리를 귀 뒤로 넘겨 얼굴이 가려지지 않도록 주의한다.

⑤ 전화번호, 이메일 주소

- 연락처는 집 전화번호와 휴대폰 전화번호 둘 다 기재하는 것이 좋으나 집 전화번호가 없으면 생략해도 된다.

- 집 전화번호가 없으면 "なし[없음]"이라고 적는다. 가능한 한 공란이 없도록 작성한다.

- 이메일 주소가 없다면 반드시 만들어 놓자. 대용량 문서를 주고받을

때 아주 유용하다.

- 일본인은 주로 구글 메일(~@gmail.com)이나 야후 메일(~@yahoo.co.jp)을 많이 사용한다. 한국 이메일을 써도 크게 상관없으나 이메일 도메인이 특이하다고 말하는 사람도 있다. 튀고 싶지 않다면 구글 또는 야후 메일을 하나 만들어 놓자.

⑥ 학력, 경력

·학력

- 학력 사항과 경력 사항 중에서 학력 사항부터 기재한다.
- 학력은 중학교 졸업부터 적으며 학교명, 학부, 학과는 생략하지 않고 정식 명칭을 기재한다.

·경력

- 입직과 퇴직 사항은 위에서부터 오래된 순으로 적는다. 가장 최근에 일한 곳은 마지막에 적는다.
- 우리나라에서는 병원에 취직했을 때 '입사(入社)'라고 말하지만 일본에서는 '입직(入職)'이라고 한다. 마찬가지로 '퇴사(退社)'라고 하지 않고 '퇴직(退職)'이라고 한다.
- 정직원 또는 계약직과 같은 고용 형태와 부서, 병동까지 정확히 기재한다.
- 병원이나 시설 이름뿐만 아니라 법인명까지 기재한다(예: 医療法人 ○○会○○○病院).
- 경력 사항 마지막에 "現在に至る[현재에 이름]"이라고 적고, 그다음

행에 "以上(이상)"이라고 적어 마무리한다.

- 개인적인 사정으로 퇴직한 경우, 이유를 자세하게 적을 필요는 없고 "一身上の都合により退職[개인 사정으로 퇴직]"이라고 한마디만 적는다.

⑦ 면허증, 자격증

- 면허증 또는 자격증을 취득한 순으로, 정식 명칭으로 기재한다. 간호사 면허증을 취득한 연월을 반드시 기재한다.
- 자격증이 많으면 BLS나 ACLS 같은 의료인으로서 우대받을 수 있는 자격증을 추리거나 그 병원이나 병동에 관련된 자격증을 나열한다.

⑧ 지원동기

- 지원동기에 "연봉이 높아서 지원했습니다."처럼 솔직하게 적으면 좋은 인상을 줄 수 없다. 지원동기는 간결하면서도 구체적으로 적는다.
- 신규 간호사라면 간호사가 된 이유와 그 병원에서 무엇을 배우고 싶은 지, 무엇을 하고 싶은지를 적으며 자신의 성장 가능성을 어필한다.
- 경력직 간호사라면 전 직장에서 배운 것은 무엇이고, 어떤 간호 가치관을 지녔으며, 자신이 이 병원에서 어떤 간호를 실천할지를 알기 쉽게 적는다.
- 구어체가 아닌 문어체를 사용한다. 가벼운 표현은 피하고 존경어와 겸양어를 적절히 섞어서 적는다. 평소에 비즈니스 일본어책, 존경어 또는 겸양어책을 사 놓고 공부하자.

· 지원동기 작성 예시

救命救急センターにて約〇年間勤め、様々なケースを見て経験を積みました。また、BLSやACLS、JNTECなどの資格証を取得しながら、看護スキルも極めてきました。貴院は急性期病院として、緊急患者様を迅速に受け入れ、緊急対応や集中治療などの高度な医療を提供されています。緊迫な状況を素早く把握し、正しい判断をすることを常に心がけております。これまでの経験や知識、スキルは貴院と患者様に役立てられればと思い、志望いたしました。

응급의료센터에서 약 〇년간 근무하면서 다양한 사례를 보고 경험을 쌓았습니다. 또한 BLS나 ACLS, JNTEC 등의 자격증을 취득하며 간호 스킬을 갈고닦았습니다. 귀원은 급성기 병원으로서 응급 환자를 신속하게 받아들이고 응급 처치와 집중 치료와 같은 수준 높은 의료를 제공하고 있습니다. 저는 긴박한 상황을 신속하게 파악하여 올바른 판단을 하는 것을 항상 염두에 두고 있습니다. 지금까지의 제 경험과 지식, 스킬은 귀원과 환자에게 도움이 되리라고 생각되어 지원했습니다.

⑨ 희망 기재란

- 희망 기재란에는 원하는 근무 형태, 병동, 부서, 조건을 기재한다.

- 연봉 같은 민감한 질문은 피하는 것이 좋다. 연봉 협의는 면접할 때 해보자. 딱히 희망 사항이 없으면 "特になし[특별히 없음]"이라고 적는다.

일본 간호사들의 속마음 인터뷰

· 교토 소재 병원 중환자실 간호사

간단히 자기소개를 해 주세요.

안녕하세요. 올해로 ICU(중환자실) 8년 차 간호사입니다. 처음에는 환자들과 일본어로 대화하는 게 무서워서 ICU를 지망했는데, 지금은 ICU가 좋아서 계속 남아있습니다. 4~5년 차 때부터 병동 리더(한국의 차지 업무)를 하기 시작했고 지금도 리더로서 후배를 가르치고 있습니다.

왜 일본에서 간호사를 하려고 결심했나요?

중고등학교 때부터 일본 드라마를 자주 보다 보니 한 번쯤 일본에서 살아보고 싶다고 생각했습니다. 대학교 3학년 때 취업을 준비하던 중 우연히 일본 병원과 한국 간호사를 연결해 주는 회사를 알게 되어 가벼운 마음으로 지원했는데, 일사천리로 면접까지 합격해 일본으로 왔습니다. 20대 때 2~3년간 일본에서 경험을 쌓은 뒤에 돌아가려고 했으나 어쩌다 보니 8년이라는 세월이 흐르게 되었습니다.

일본 간호사가 돼서 좋았던 점이 있나요?

한국에서의 임상 경험은 일본 간호사 국가시험을 준비하는 기간에 요양병원에서 8개월 근무한 경험이 전부라 한국 병원과 비교하기가 어렵네요. 일단 새로운 환경에서 일을 시작하여 적응하는 것이 힘들었지만 즐거웠습니다. 처음엔 어디를 가든 해외여행을 하는 기분이 들어서 좋았습니다. 아는 사람이 없는 곳에 있으니 한국보다 생활하기에 편한 것 같아요. 한국과 다른 점에 놀라기도 했지만 의외로 비슷한 점도 많아서 그렇게 힘들지 않았던 것 같습니다.

일본 간호사 국가시험을 공부하는 꿀팁이 있을까요?

저는 일단 한국 국가시험을 치르고 다음 연도에 바로 일본 국가시험을 치렀기 때문에 내용 면에서는 그리 어렵지 않았습니다. 하지만 일본어를 드라마로 깨우친지라 한자, 어휘가 하나도 준비되지 않은 상황이었어요. 그것부터 큰 걸림돌이었지요. 그래서 일단 일본 국가시험 필수문제 대비 교과서인 아카홍을 처음부터 끝까지 공책에 한번 써 봤습니다.

모르는 한자나 어휘는 찾아보며 후리가나(한자 읽는 법, 보통 한자 위에 히라가나를 붙인다)를 달아서 쓰다 보니 책 중간쯤에서는 못 읽는 한자가 거의 없었어요. 거기서부터 한자, 어휘에 자신감이 붙어 수월하게 공부를 할 수 있었습니다. 그 외에 과목, 일본 병원 체제나 사회제도 부분은 전혀 모르는 내용이기 때문에 틈틈이 외우는 방법밖에 없습니다.

예비 일본 간호사들에게 한마디 해주세요.

지금까지 일본에 7년 정도 있으면서 같은 병원에 근무하는 여러 한국 간호사를 봐왔는데, 1년도 안 돼서 그만두는 분도 있었고, 저처럼 계속 일하는 분도 계십니다. 아무리 마음의 준비를 많이 하고 와도 일본과 안 맞는 부분이 있으면 돌아갈 수도 있다고 생각해요. 어찌 됐든 인생의 좋은 경험이라고 생각하기에 너무 마음을 무겁게 하지 않아도 괜찮습니다. 한국과 일본이 그다지 크게 다르지 않기 때문에 병원 일과 일본 생활에 어느 정도 익숙해지면 그다음부터는 이곳저곳 여행도 다니며 즐겁게 생활할 수 있습니다.

예비 간호사분들, 일본에서 기다리고 있겠습니다!

· 교토 소재 병원 수술실 간호사

간단히 자기소개를 해 주세요.

안녕하세요. 저는 한국에서는 9년 차, 일본에서는 5년 차 간호사입니다. 한국에서도 일본에서도 오직 수술실에서만 일했습니다.

왜 일본에서 간호사를 하려고 결심했나요?

일본인 남자 친구와 국제 연애를 하게 되었고 이를 계기로 일본 간호사가 되기로 결심했습니다.

일본 간호사가 돼서 좋았던 점이 있나요?

한국 간호사 업무도 어느 정도 익숙해지면서 정해진 일상생활 속에서 지루함을 많이 느꼈습니다. 일본 간호사가 되고 새로운 것에 도전하고 배우면서 일에 재미를 느꼈습니다. 또 근무하면서 일본의 여러 곳을 돌아다니며 여행할 수 있는 점이 좋았습니다.

일본 간호사 국가시험을 공부하는 꿀팁이 있을까요?

국가시험은 무조건 암기라고 생각합니다. 한가한 시간에 꾸준히 공부하면 본업이 있더라도 충분히 면허증을 취득하실 수 있습니다.

일본 병원의 장단점은 무엇일까요?

일본 병원의 장점은 한국처럼 서열이나 선후배 관계를 많이 따지지 않는다는 점입니다. 이곳은 후배라서 좀 더 일하라는 차별이 없으므로 후배라서 선배보다 손해 보는 일은 거의 없습니다. 반대로 한국 병원처럼 선배라고 해서 일이 더 편해진다는 보장도 거의 없습니다. 의사와 간호사의 관계도 한국 병원보다 좀 더 인간적이고 수평적이라고 봅니다.

일본 병원의 단점은 한국과 별반 차이가 없는 급여입니다. 이곳에 큰돈을 벌고 싶은 분이 오신다면 다시 한국으로 돌아갈 확률이 높습니다. 또 일본어가 자유롭지 않으면 여러 면에서 힘드실 겁니다.

예비 일본 간호사들에게 한마디 해주세요.

일본어, 정말 중요합니다. 단단히 준비하고 오세요. 그리고 한국이든 일본이든 일하는 곳은 결국 똑같아요. 장밋빛 환상은 접어두고 오시는 것이 좋을 것 같습니다.

· **오사카 소재 병원 간호사**

간단히 자기소개를 해 주세요.

안녕하세요. 현재 만 42세 일본 간호사 5년 차인 한국인 간호사입니다. 한국에서 34세에 간호대학에 다시 입학하여 대학 졸업 후 로컬 신장투석실에서 근무하면서 일본 간호사 국가고시를 준비했어요. 시험에 합격하여 2018년에 오사카로 건너와 간호사 생활을 하고 있습니다.

왜 일본에서 간호사를 하려고 결심했나요?

20대 초반에 일본 어학연수 1년, 대학 졸업 후 일본 워킹홀리데이 및 직장 경험 3년 그리고 호주 워킹홀리데이를 거쳐 다시 간호대학을 졸업하자 30대 후반이 되었습니다. 예전에 경험한 일본 생활이 저에게 잘 맞았던 게 가장 큰 이유입니다. 그리고 제 나이를 생각했을 때 한국 병원보다 일본 병원에 더 잘 적응할 수 있을 것 같아서 일본 간호사를 시작했습니다.

일본 간호사가 돼서 좋았던 점이 있나요?

한국처럼 나이 많은 신규 간호사가 받을 불이익(?), 태움 이런 게 없어서 적응하기 참 수월했던 거 같아요. 오히려 외국인이 노력하는 모습이 대단하다며 인정해 주는 분위기라 참 다행이다 싶었어요. 또 점심시간도 꼬박 1시간 다 쉬는 분위기이고 한국의 진상 환자, 무서운 고참도 없어서 잘 적응할 수 있었던 거 같아요.

일본 간호사 국가시험을 공부하는 꿀팁이 있을까요?

과거 국가시험 앱을 이용해서 오답 풀이를 꼼꼼히 했던 게 가장 도움이 되었던 것 같아요. 그리고 모의고사를 통해 현재의 실력을 체크하며 부족한 부분을 확인하는 것도 개인적으로 도움이 많이 되었어요. 일단 저는 기초를 싹 훑고 나서 무조건 문제를 많이 풀었어요.

일본 병원의 장단점은 무엇일까요?

일본어 한자, 생소한 독일식 의학용어를 외우고 익숙해지는 데 꽤 시간이 걸렸어요. 어딜 가나 사람에게 받는 스트레스는 피할 수 없지만, 개인적으로 한국보다는 많이 인간적인 것 같아요. 일본의 간호는 전인 간호라 한국 간호사가 하지 않는 업무적인 차이가 있지만, 저는 단점인 동시에 장점도 된다고 생각합니다. 그리고 외국인 간호사로서 언어가 큰 어려움이자 단점인 것 같아요. 아! 역시 가장 큰 단점은 역시 급여네요. 급여만 놓고 본다면 많이 힘들 수 있습니다.

예비 일본 간호사들에게 한마디 해주세요.

본인이 왜 일본에서 간호사를 하고자 하는지 확실한 목적의식을 가졌으면 좋겠어요. 막연히 일본이 좋아서 오시는 분도 계시겠지만 일본 간호사 준비를 하시려면 그만큼 돈과 시간, 노력이 필요하기에 무언가의 확고한 목적의식이나 본인만의 목표가 있으며 좋지 않을까 생각해 봅니다. 장단점도 꼼꼼히 잘 확인하시고 본인에게 맞는 선택을 하시길 바라요. 그리고 저처럼 늦은 나이에 일본 간호사를 꿈꾸는 분들… 나이 많은 저도 이곳에서 잘 적응하며 지내고 있으므로 의지와 노력이 있으면 꼭 이루실 수 있으리라 믿습니다.

그래도 일본 간호사가 되고 싶다면

일본 간호사를 궁금해하시는 분이 많다는 사실을 안 계기로 이 책을 쓰기 시작했다. 1년간 시간을 쪼개고 쪼개서 열심히 글을 썼다. 드디어《체크인 일본 간호사》집필의 막을 내린다. 정성껏 구상하고 작성한 출간 기획서와 샘플 원고를 제출하고 며칠 뒤에 제일 먼저 드림널스 출판사 대표님께 연락이 와서 놀랐다. 매우 긍정적인 답변을 받고 하늘을 날 듯이 기뻤다.

하지만 계약하고 나서부터 기억 퇴화와 소재 고갈로 고생했다. 몇 년 전의 일을 기억해서 끄집어내느라 머리가 지끈지끈 아팠고 동기들에게 인상 깊었던 에피소드가 없었냐고 오랜만에 연락하기도 했다. 머리를 맞대고 조금씩 기억을 더듬어 보니 재밌는 소재가 떠올라서 글이 흥미진진해졌다. 그리고 부록에 실을 일본 간호사 정보를 채우느라 온갖 간호사 구직 사이트에 가입해 질문 게시판에 들어가 일본 간호사에 관한 질문을 하나하나 다 읽었다. 그곳엔 내가 생각지도 못한 질문들이 있었다. 이를테면 일본 병원은 졸업한 대학을 중요하게 보는지, 어떤 병동의 경력을 중요하게 보는지, 요양병원 간호사도 채용해 주는지 등 진짜 현지에서 경험이 없는 사람이면 답변하기 어려운 점을 많이 질문했다.

그렇게 양도 늘리고 깊이도 깊어지면서, 원래는 3차 병원에서 겪은 경험담을 위주로 담으려 했는데 의원에서 시간제 아르바이트까지 점점 폭넓게 다루게 되었다. 간호사라고 해서 반드시 큰 병원에서 일해야 한다는 법이 없으므로 다양하게 준비해 보았다. 처음에 구상한 내용보다 훨씬 다채롭고 깊어졌다. 책을 쓰면서 가장 신경 쓴 부분은 부록이다. 최신 일본 간호사 정보를 제공하기 위해 아주 많이 노력했다. 어제보다 더 최신 정보가 올라왔는지 자주 검색했고 혹시라도 잘못 번역했을까 봐 몇 차례 확인하고 조사했다. 이런 노력이 부디 독자 여러분에게 도움이 되길 바란다.

일본의 저출산 고령화 문제가 심각하다는 사실은 모두가 아는 사실이다. 일본 총인구 중 고령자의 비율은 28.1%, 매해 최고 기록을 경신하고 있다. 2030년에는 일본 인구 3명 중 1명이 고령자며, 2035년에는 간호·돌봄 수요자가 정점을 찍을 것으로 예상된다. 일본은 이미 간호사 인력 부족으로 큰 곤란에 빠졌다. 일본에서 간호사가 부족한 이유는 부록에서 자세하게 다뤘지만 대체로 결혼, 출산, 불규칙한 근무 형태, 의료 기술 고도화 등 다양한 이유가 있다. 일본 정부는 간호사 인력 부족 대책으로 간호 학생 육성에 힘쓰고 있으며, 간호 학교나 간호 대학의 정원을 대폭 늘리고 있다. 또한 간호사 복귀를 촉진·지원하고 있으며 이직을 방지하고 정착을 촉진하고자 의료 기관이 주체가 되어 '근무 환경 개선 매니지먼트 시스템'을 구축하고 복리 후생을 개선하는 등 다양한 방법을 시도하고 있다.

고령자 증가에 따라 향후 간호 요구도와 수요는 계속 높아질 것으로 전망된다. 고령화가 계속되면서 간호사의 활약이 기대되는 의료시설도 많이 늘어나는 추세. 일본에는 방문간호스테이션, 간호노인복지시설, 보건 센터, 보건복지사무소, 보건소 등 다양한 의료시설이 있다. 그러나 일자리는 차고 넘치지만, 현실은 일할 간호사가 없어 서비스 수요에 대응하지 못하는 상황이다.

간호사의 일자리도 수요도 높은 일본. 무턱대고 가도 될까? 일본 병원이라고 해서 그저 천국 같고, 근무 환경도 최고일 거라는 생각은 위험하다. 본문을 읽으면 알 수 있듯이 간호사의 인력 부족과 과도한 초과 근무, 업무량 과다. 교대근무는 한국 병원과 별반 차이가 없다. 이러한 업무 환경은 매일매일 내 정신력과 체력을 시험했지만 나는 오직 환자를 구하겠다는 사명감으로 버텼다.

하지만 태움 없는 수평적인 관계에서 한 사람의 간호사로서 존경받으며 일할 수 있었다. 신규 간호사도 눈치 보지 않고 연차를 쓴다든지, 쉬고 싶은 날에 쉰다든지 나름 평등한 대우를 받았다. 그리고 체계적인 교육 시스템과 책임감 있는 프리셉터 덕분에 내 기량을 맘껏 발휘할 수 있었다. 교토에서 오키나와로 이직하면서 깨달았는데 풍부한 경험과 지식을 갖춘 나는 어딜 가든 다른 간호사보다 자신감이 넘쳤다. 아무래도 좋은 환경에서 얻은 좋은 효과가 아닐까 싶다.

일본 간호사로 일하면 "일본 간호사는 돈 많이 벌지?"라는 질문을 많이 받는데, 그건 몇 십 년 전 일본 경제가 호황이었을 때의 이야기다. 알다시피 일본은 몇 년째 경기침체가 계속되면서 엔화도 900원 대로 주저앉았다 (2023년 3월 기준). 돈 벌러 일본에 간다는 말은 이제 옛말이다. 돈만 보고 일본 간호사가 되려는 분은 애초에 시작하지 않는 것이 좋다. 한국에서 차곡차곡 돈을 모으는 편이 더 이득이다. 돈보다 꿈을 좇는 분이라면 과감히 도전하라고 권하고 싶다.

마지막으로, 책을 출판하는 데 도움을 주신 드림널스 대표님과 편집장님, 관계자님께 이 자리를 빌려 감사의 말씀을 올린다. 항상 정중하고 친절하게 대해 주셔서 즐겁고 편하게 집필할 수 있었다. 그리고 지금까지도 우지도쿠슈카이병원에 남아 근무하며 일본 병원의 정보를 제공해 준 은수에게 고맙다고 말하고 싶었다. 혹독한 병원에서 함께 고생한 동기들과 소아과 직원분들에게도 감사드린다. 마지막으로 8년 동안 한국에서 저를 믿고 응원하며 격려해 준 사랑하는 우리 가족과 친구들에게 고맙다는 말을 전한다.

2023년 3월

이선아

참고문헌

公益社団法人日本看護協会, "2021年度改訂版 看護チームにおける看護師・准看護師及び看護補助者の業務のあり方に関するガイドライン及び活用ガイド", https://www.nurse.or.jp/home/publication/pdf/guideline/way_of_nursing_service.pdf, 2022. 3. 21.

日本看護協会, "2021年度病院看護・外来看護実態調査", https://www.nurse.or.jp/nursing/home/publication/pdf/research/97.pdf, 2022. 8. 9.

厚生労働省, "令和3年賃金構造基本統計調査, https://www.mhlw.go.jp/toukei/itiran/roudou/chingin/kouzou/z2021/dl/13.pdf, 2022. 8. 9.

看護roo!,"【2022年版】看護師の平均年収いくら?給料まるごと解説|「ナースは給料が高い」は本当?", https://www.kango-roo.com/work/306/, 2022. 8. 9.

看護roo!, "【2022年版】看護師のボーナスはいくら?平均の支給額・手取り額は?", https://www.kango-roo.com/work/579/, 2022. 8. 9.

介護ワーク, "介護施設の種類|13種類の一覧、特徴やサービス内容など", https://kaigo-work.jp/article/237121/, 2022. 12. 2.

みんなの介護, "【一覧表でわかる】老人ホーム8種類の違いと特徴（介護度別・認知症対応）", https://www.minnanokaigo.com/guide/type/, 2022. 12. 2.

Members Medical Marketing, "【コラム】病院の種類を解説!総合病院や診療所、クリニックなどの役割を知って適切な医療を受けよう", https://www.members-medical.co.jp/blog/mindustry/2020/1125/2263/, 2022. 12. 2.

看護師になろう, "病院の種類を見てみよう", https://www.kan-naro.jp/lp/job-hunting-guide/variety-hospital, 2022. 12. 2.

マイナビ看護学生, "看護師国家試験攻略の〜概要と目的〜", https://nurse.mynavi.jp/conts/kokushi_kouryaku/, 2022. 8. 1.

厚生労働省, "看護師国家試験受験資格認定について", https://www.mhlw.go.jp/file/06-Seisakujouhou-10800000-Iseikyoku/0000114997.pdf, 2022. 12. 10.

日本看護協会, "専門看護師・認定看護師・認定看護管理者", https://www.nurse.or.jp/nursing/qualification, 2022. 9. 18.

체크인 일본 간호사

초판 인쇄 : 2023년 11월 7일

발행일 : 2023년 11월 10일

발행처 : 드림널스

저자 : 이선아

책임 편집 : 이희은

편집 : 고은희, 배현진

교정교열 : 신수일

디자인 : 민혜빈

 dreamnurse7@naver.com

 인스타그램 @dreamnurse7

(SNS) 네이버 블로그 드림널스